Abhishek Pandey
Amit Kumar Sharma

Desequilíbrios de fluidos e electrólitos em cirurgia oral e maxilofacial

Abhishek Pandey
Amit Kumar Sharma

Desequilíbrios de fluidos e electrólitos em cirurgia oral e maxilofacial

Compreender e otimizar os cuidados dos doentes

ScienciaScripts

Imprint

Cover image: www.ingimage.com

This book is a translation from the original published under ISBN 978-620-7-48339-6.

Publisher:
Sciencia Scripts
is a trademark of
Dodo Books Indian Ocean Ltd. and OmniScriptum S.R.L publishing group

120 High Road, East Finchley, London, N2 9ED, United Kingdom
Str. Armeneasca 28/1, office 1, Chisinau MD-2012, Republic of Moldova, Europe
Printed at: see last page
ISBN: 978-620-7-88686-9

DESEQUILÍBRIOS DE FLUIDOS E ELECTRÓLITOS

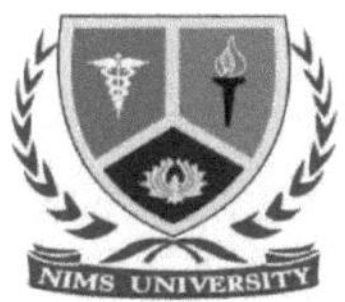

DISSERTAÇÃO DE BIBLIOTECA

Apresentado ao

Universidade NIMS, Jaipur

em cumprimento parcial da exigência para a obtenção do grau de

MESTRADO EM CIRURGIA DENTÁRIA

Na especialidade de

CIRURGIA ORAL E MAXILOFACIAL

2021-2024

Enviado por

DR. ABHISHEK PANDEY

Sob a orientação e supervisão de

DR. SUNIL SHARMA

Professor Sénior

Diretor e Reitor, NIMS Dental College

Pro-Presidente, NIMS University Jaipur, Rajasthan

DEPARTAMENTO DE CIRURGIA ORAL E MAXILOFACIAL
NIMS DENTAL COLLEGE & HOSPITAL
UNIVERSIDADE DE NIMS, JAIPUR
(RAJASTHAN)

UNIVERSIDADE DE NIMS

NIMS DENTAL COLLEGE & HOSPITAL, JAIPUR

DECLARAÇÃO DO CANDIDATO

Certifica-se que a dissertação da biblioteca intitulada **"FLUID AND ELECTROLYTES IMBALANCES"** é um trabalho genuíno realizado por **mim,** estudante de pós-graduação, em cumprimento parcial do requisito para o grau de Mestre em Cirurgia Oral e Maxilofacial, sob a orientação do **Dr. Sunil Sharma, Professor Sénior, Departamento de Cirurgia Oral e Maxilofacial e Diretor e Reitor, NIMS Dental College Jaipur.**

Assinatura do candidato

Data:

Dr. Abhishek Pandey

Local: Jaipur

PG Residente

Departamento de Cirurgia Oral e Maxilofacial

Faculdade de Medicina Dentária NIMS, Jaipur

UNIVERSIDADE DE NIMS

NIMS DENTAL COLLEGE & HOSPITAL, JAIPUR

CERTIFICADO POR GUIA

Certifica-se que a dissertação da biblioteca intitulada **"FLUID AND ELECTROLYTES IMBALANCES"** é um trabalho genuíno realizado pelo **Dr. Abhishek Pandey,** estudante de pós-graduação, em cumprimento parcial do requisito para o grau de M.D.S. em Cirurgia Oral e Maxilofacial, sob a minha orientação.

Assinatura e selo

Data:

Dr. Sunil Sharma

Local: Jaipur

Professor sénior

Diretor e Reitor, NIMS Dental College
Pró-presidente, Universidade NIMS, Rajasthan, Jaipur

UNIVERSIDADE DE NIMS

NIMS DENTAL COLLEGE & HOSPITAL, JAIPUR

CERTIFICADO DO RESPONSÁVEL PRINCIPAL

Certifica-se que a dissertação da biblioteca intitulada **"FLUID AND ELECTROLYTES IMBALANCES"** é um trabalho de investigação genuíno realizado pelo **Dr. Abhishek Pandey** sob a orientação do **Dr. Sunil Sharma, Professor Catedrático do Departamento de Cirurgia Oral e Maxilofacial e Diretor e Reitor do NIMS Dental College Jaipur.**

Data:

Local:

Assinatura e selo

Dr. M.K Sunil

BDS, MDS, DHA, FICD, FPFA

Principal

Faculdade de Medicina Dentária e Hospital NIMS

Universidade NIMS Jaipur, Rajastão

Agradecimentos

Nenhum dever é mais urgente do que o de regressar obrigado"

-James Allen

Não teria conseguido realizar este trabalho sem a valiosa colaboração de várias pessoas.

Sinto-me muito grato aos meus pais, **Dr. Jagdish Chandra Pandey e Sra. Rama Pandey,** à minha irmã **Dra. Ankita Pandey** e aos meus avós por todos os sacrifícios que fizeram por mim, pelo seu apoio moral e compreensão.

Os meus agradecimentos ao **Dr. B.S. Tomar (Presidente da Universidade NIMS)** por me ter proporcionado a oportunidade certa nesta universidade e por ter realizado o estudo.

Quero exprimir a minha gratidão ao **Dr. M.K Sunil,** Diretor, pelo seu entusiasmo inabalável em proporcionar-me as instalações necessárias durante o meu trabalho de dissertação.

Ficarei para sempre em dívida e extremamente grato ao meu guia e professor de pós-graduação, **Dr. Sunil Sharma, Professor Sénior, Departamento de Cirurgia Oral e Maxilofacial e Diretor e Reitor da Faculdade de Medicina Dentária NIMS.** Que me guiou através dos terrenos difíceis da cirurgia oral e maxilofacial. Foi um privilégio preparar esta dissertação sob a sua competente orientação. O seu entusiasmo, avaliação crítica e sugestões foram necessários para dar a esta dissertação a sua forma atual.

Gostaria de expressar a minha mais profunda gratidão ao **Dr. Amit Kumar Sharma, Professor e Diretor do Departamento de Cirurgia Oral e Maxilofacial,** pelo seu inestimável apoio e orientação durante todo o processo de conclusão da minha dissertação. A sua experiência, paciência e encorajamento foram fundamentais para moldar a direção da minha investigação.

Gostaria de expressar a minha sincera gratidão ao meu professor por excelência, **Dr. Vikram Sharma (Professor),** pelo seu apoio e encorajamento.

Agradeço igualmente aos meus mais respeitados seniores**, Dr. Ashmeet Kaur, Dr. Hollo Ayemi e Dr. Anur Chavan,** pelos seus esforços incansáveis para me ajudarem de todas as formas possíveis.

Gostaria também de agradecer aos meus colegas de grupo, **Dr. Kartikeya Joshi, Dr. Shruti Ajmera, Dr. Aravind Anto e Dr. Praveen Kumar,** pelo seu apoio.

Gostaria também de agradecer aos meus colegas **Dr. Dhiral Vijayvargiya,** Dr. **Anjali Bharat, Dr. Ritu Upadhyay, Dr. Henil Parikh e Dr. Utham Chand B.** pelo seu apoio.

Os meus sinceros agradecimentos ao meu amigo **Dr. Dhiral Vijayvargiya** e a outros pelo seu amor e apoio moral.
Acima de tudo, inclino a minha cabeça em sinal de gratidão ao **ALTÍSSIMO** por me ter concedido as suas bênçãos.

Dr. Abhishek Pandey

Índice

INTRODUÇÃO

O corpo humano é uma máquina complexa que contém centenas de ossos e a interação de sistemas mais sofisticada de qualquer estrutura na Terra. No entanto, a substância mais simples conhecida, a água, constitui quase 2/3rd do peso corporal de um adulto e é fundamental para a sua existência.

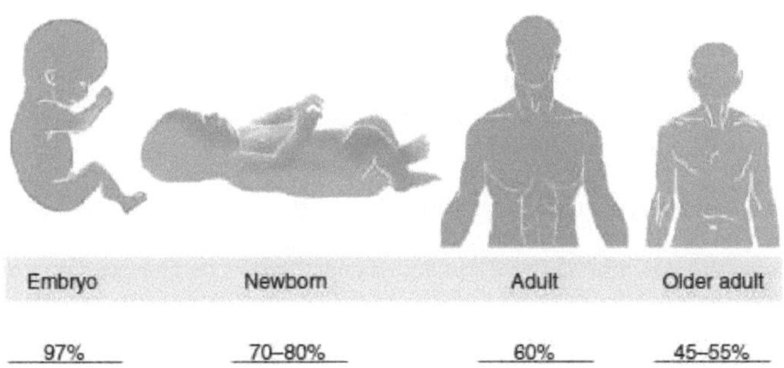

Figura: Percentagens de fluidos corporais por peso corporal

A água é o único solvente do corpo no qual se dissolvem electrólitos e solutos não electrólitos. Solutos electrolíticos: substâncias que se dissociam na água em partículas carregadas chamadas iões. Os iões com carga positiva são os catiões e os iões com carga negativa são os aniões. Solutos não electrolíticos: que não têm carga e não se dissociam, por exemplo: ureia e glucose.

Unidades de medida de soluto:

É habitual exprimir a concentração de electrólitos em termos do número de iões, utilizando miliequivalentes/litro (mEq/l) ou milimoles/litro (mMol/l).
Utilizado para descrever alterações importantes nos electrólitos em resposta a perturbações fisiológicas.
A concentração de electrólitos dos fluidos biológicos é pequena, sendo mais conveniente utilizar o equivalente em miliequivalentes (mEq).
O equivalente pode ser calculado como peso atómico do ião / valência
Ex: Na+ = 23, Cl- = 35,5
Agora estes iões reagem em proporção ao seu equivalente químico 23gm Na+ com 35,5gm Cl- dá 58,5gm NaCl

- Os não electrólitos (ureia e glucose) são expressos em mg/dl.
- Catião mais abundante no plasma ou no compartimento extracelular: Na+
- O anião mais abundante no plasma ou no compartimento exracelular: Cl-, Hco3-
- O catião mais abundante no compartimento intracelular: K+
- Anião mais abundante no compartimento intracelular: fosfatos orgânicos e proteínas
- Esta diferença de concentração entre Na+ e Cl-, através da membrana celular, é mantida pela enzima Na/K atpase.[1]

Osmolalidade versus osmolaridade:

Duas soluções separadas por uma membrana permeável à água e não aos solutos, a água move-se da solução de menor concentração para a solução de maior concentração até atingir uma concentração igual é a osmose.
Quando o soluto ou ambos os lados exercem força sobre a membrana - força osmótica. É a pressão osmótica.
A pressão osmótica é uma propriedade coligativa da solução que depende apenas do número de partículas dissolvidas num volume unitário de solvente (e não da valência, peso ou forma); por exemplo: a pressão osmótica do Na^{+} = Ca^{+2} é expressa em Osm- 1m Osm= 1/1000 Osm

- Osmolaridade: número de mOsm em 1L de solução
- Osmolalidade: número de Mosm em 1 kg de água
- Osmolalidade é o termo fisiológico preferido porque a propriedade coligativa depende do número de partículas num determinado peso (kg) de água.

Ora, a osmolalidade do plasma é, em grande parte, uma fração de Na+ e dos seus aniões (Cl- e Hco3-) com a contribuição da glicose e do mitogénio ureia (BUN).
Osmolalidade plasmática = duplicação do Na+ e inclui os constituintes da glucose e do azoto ureico (BUN)

- Osmolalidade (mOsm/kg H2O)= 2{Na+} + glucose/18 + bun / 28
- Soro normal Na+= 142mEq/L, glucose= 90 mg/dl, BUN= 12mg/dl
- Gama normal: 280-295 mOsm/kg H2O
- A osmolalidade total do soro ou do plasma é diferente da osmolalidade/tonicidade efectiva.
- A tonicidade é determinada pelos solutos que podem iniciar a osmose.

A função celular depende não só de um fornecimento contínuo de nutrientes e da remoção de resíduos metabólicos, mas também da homeostase física e química dos fluidos circundantes.

- Fluidos corporais
- Teor de água corporal

Num jovem adulto saudável, a água representa provavelmente cerca de metade do peso corporal (massa). No entanto, nem todos os corpos contêm a mesma quantidade de água e a água corporal total é função não só do peso, idade e sexo, mas também da quantidade relativa de gordura corporal. Devido à sua baixa gordura corporal e baixa massa óssea, os bebés têm 73% ou mais de água.

Mas o teor total de água diminui ao longo da vida, representando apenas cerca de 45% do peso corporal na velhice. Numa mulher jovem e saudável, cerca de 50%. Esta diferença significativa entre os sexos reflecte a quantidade relativamente maior de gordura corporal e a menor quantidade de músculo esquelético nas mulheres. De todos os tecidos do corpo, o tecido adiposo é o menos hidratado, contendo até 20% de água; mesmo o osso contém mais água do que a gordura. Em contrapartida, o músculo esquelético contém cerca de 65% de água. Assim, as pessoas com maior massa muscular têm proporcionalmente mais água corporal.

O corpo humano é uma máquina complexa que contém centenas de ossos e a interação de sistemas mais sofisticada de qualquer estrutura na Terra. No entanto, a substância mais simples conhecida, a água, constitui quase 2/3rd do peso do corpo de um adulto e é fundamental para a sua existência. A água ocupa dois compartimentos principais de fluidos dentro do corpo. Um pouco menos de dois terços do volume está no compartimento do fluido intracelular (FCI), que na verdade consiste em triliões de pequenos compartimentos individuais: as células. Num homem adulto de tamanho médio (70 kg). O FCI é responsável por cerca de 251% da água corporal. O restante um terço da água corporal encontra-se fora das células, no compartimento do fluido extracelular (ECF).

O compartimento ECF é, por sua vez, divisível em dois subcompartimentos importantes:
(1) plasma, a parte fluida do sangue no interior dos vasos sanguíneos e
(2) Líquido intersticial (FI), o líquido existente nos espaços microscópicos entre as células dos tecidos.
Além disso, existem numerosos outros exemplos de ECF que são distintos do plasma e do líquido intersticial, como a linfa, o líquido cefalorraquidiano e as secreções do trato gastrointestinal.

No homem adulto de 70 kg, o fluido intersticial representa cerca de 121% e o plasma cerca de 31% do volume total (151) do ECF.

Composição dos fluidos corporais
Solutos: Electrólitos e Não Electrólitos

A água é o solvente universal no qual se dissolvem vários solutos. Os solutos podem ser classificados em termos gerais como electrólitos e não electrólitos. Os não electrólitos têm ligações que os impedem de se dissociar em solução; por conseguinte, não têm carga eléctrica. A maior parte dos não electrólitos são moléculas orgânicas, como a glicose, os lípidos, a creatinina e a ureia. Em contraste, os electrólitos são componentes químicos que se dissociam em iões na água. Como os iões são partículas carregadas, podem conduzir uma corrente eléctrica, daí o nome eletrólito.
Normalmente, os electrólitos incluem sais inorgânicos, ácidos e bases inorgânicos e orgânicos, e algumas proteínas
Embora todos os solutos dissolvidos contribuam para a atividade osmótica de um fluido, os electrólitos têm um poder osmótico muito maior do que os não electrólitos porque cada molécula de eletrólito se dissocia em pelo menos dois iões. Por exemplo, uma molécula de cloreto de sódio (NaCl) contribui com duas vezes mais partículas de soluto do que a glicose (que permanece não dissociada), e uma molécula de cloreto de magnésio ($MgCl_2$) contribui com três vezes mais:

- NaCI Na + Cl (duas partículas)
- $MgCl_2 \rightarrow Mg + CI + CI$ (três partículas)
- Glucose (uma partícula)

Independentemente do tipo de partícula de soluto, a água move-se de acordo com gradientes osmóticos de áreas de menor osmolalidade para as de maior osmolalidade. Assim, os electrólitos têm a maior capacidade de causar deslocamentos de fluidos.

As concentrações de electrólitos dos fluidos corporais são normalmente expressas em miliequivalentes por litro (mEq/L), uma medida do número de cargas eléctricas em 1 litro de solução. Uma vez que o número total de cargas negativas (aniões) numa solução é sempre igual ao número de cargas positivas (catiões), o sistema de miliequivalentes para comunicar as concentrações de electrólitos facilita o acompanhamento das mudanças de electrólitos.

A concentração de qualquer ião em solução, em mEq/L, pode ser calculada utilizando a equação[2] .

Concentração do ião (mg/L) Peso atómico do ião x Número de cargas eléctricas num ião

Comparação dos fluidos extracelulares e intracelulares

Cada compartimento de fluido tem um padrão distinto de electrólitos. Mas, à exceção do teor relativamente elevado de proteínas no plasma, os fluidos extracelulares são muito semelhantes. O seu principal cuidado é o sódio, e o seu principal anião é o cloreto. No entanto, o plasma contém um pouco menos de iões cloreto do que o fluido intersticial, porque as proteínas plasmáticas não penetrantes são normalmente aniões e o plasma é eletricamente neutro.

Em contraste com os fluidos extracelulares, o fluido intracelular contém apenas pequenas quantidades de Na e CI. O seu catião mais abundante é o potássio e o seu anião principal é o fosfato (HPO). As células também contêm quantidades moderadas de iões de magnésio e quantidades substanciais de proteínas solúveis (cerca de três vezes a quantidade encontrada no plasma).

As concentrações de iões sódio e potássio nos fluidos extracelulares e intracelulares são praticamente opostas. A distribuição caraterística destes iões nos dois lados das membranas celulares reflecte a atividade das bombas celulares de sódio-potássio dependentes de ATP, que mantêm baixas as concentrações intracelulares de Na' enquanto mantêm elevadas as concentrações intracelulares de K.

Movimento de fluidos entre compartimentos

A troca e a mistura contínuas dos fluidos corporais são reguladas por pressões osmóticas e/ou hidrostáticas. Embora a água se mova livremente entre os compartimentos ao longo de gradientes osmóticos, os solutos são distribuídos de forma desigual devido ao seu tamanho molecular, carga eléctrica ou dependência de transporte ativo.

As trocas entre o plasma e o líquido intersticial ocorrem através das membranas capilares.

O plasma quase isento de proteínas é forçado a sair da corrente sanguínea para o espaço intersticial pela pressão hidrostática do sangue. Este líquido filtrado é quase completamente reabsorvido na corrente sanguínea em resposta à pressão coloidal osmótica (osmótica) das proteínas plasmáticas. Em circunstâncias normais, a pequena fuga líquida que permanece no espaço intersticial é recolhida pelos vasos linfáticos e devolvida à corrente sanguínea.

As trocas entre os fluidos intersticial e intracelular são mais complexas devido à permeabilidade selectiva das membranas celulares. Como regra geral, os fluxos osmóticos bidireccionais de água são substanciais. Mas os fluxos de iões são restritos e, na maioria dos casos, os iões movem-se seletivamente por transporte ativo. Os movimentos de nutrientes, gases respiratórios e resíduos são tipicamente unidireccionais. Por exemplo, a glicose e o oxigénio entram nas células e os resíduos metabólicos saem das células e entram no sangue.

Dos vários fluidos corporais, apenas o plasma circula por todo o corpo e serve de ligação entre os ambientes externo e interno. As trocas ocorrem quase continuamente nos pulmões, no trato gastrointestinal e nos rins. Embora estas trocas alterem a composição e o volume do plasma, são rapidamente seguidas de ajustamentos compensatórios nos outros dois compartimentos de fluidos, de modo a restabelecer o equilíbrio.

Muitos factores podem causar alterações acentuadas nos volumes do ECF e do ICF. No entanto, a água move-se livremente entre os compartimentos. Assim, as osmolalidades de todos os fluidos corporais são iguais, exceto nos primeiros minutos após a ocorrência de uma alteração num dos fluidos. É de se esperar que o aumento do conteúdo de soluto do ECF (principalmente a concentração de NaCl) cause alterações osmóticas no ICF - ou seja, um deslocamento de água para fora das células. Por outro lado, a diminuição da osmolalidade do ECF faz com que a água se desloque para dentro das células. Assim, o volume do FCI é determinado pela concentração de soluto do FEC.

BALANÇO HÍDRICO

A ingestão de água varia muito de pessoa para pessoa e é fortemente influenciada pelos hábitos, mas é tipicamente de cerca de 2500 ml por dia em adultos. A maior parte da água entra no organismo através dos líquidos ingeridos (cerca de 60%) e dos alimentos sólidos (cerca de 30%). Cerca de 10% da água corporal é produzida pelo metabolismo celular; é a chamada água metabólica ou água de oxidação.

A saída de água ocorre por diversas vias. Uma parte da água (28%) evapora-se dos pulmões no ar expirado ou difunde-se diretamente através da pele, o que se designa por perda insensível de água. Uma parte é perdida na transpiração evidente (8%) e nas fezes (4%). O restante (60%) é excretado pelos rins na urina.
Regulação da ingestão de água:

Os mecanismos da sede

A sede é a força motriz para a ingestão de água, mas o mecanismo da sede é pouco conhecido. Parece que uma diminuição do volume plasmático de 10% (ou mais, como em caso de hemorragia) e/ou um aumento da osmolalidade plasmática de 1% a 21% resulta em boca seca e excita o centro hipotalâmico da sede. A boca seca ocorre porque o aumento da pressão oncótica plasmática faz com que menos líquido saia da corrente sanguínea. Como as glândulas salivares obtêm do sangue a água de que necessitam, é produzida menos saliva. O centro hipotalâmico da sede é estimulado quando os seus osmorreceptores perdem água por osmose para o ECF hipotónico, um evento que os faz ficar irritáveis e despolarizar. Em conjunto, estes eventos provocam uma sensação subjectiva de sede, que nos motiva a beber. Este mecanismo ajuda a explicar a sede persistente de um doente com hemorragia que perdeu 800 ml ou mais de sangue.

Regulação da produção de água

A saída de certas quantidades de água é inevitável. As perdas obrigatórias de água incluem as perdas insensíveis de água dos pulmões e através da pele, a água que acompanha os resíduos alimentares não digeridos nas fezes e uma perda diária mínima de 500 ml de água sensível na urina. A perda obrigatória de água na urina reflecte o facto de
(1) quando ingerimos uma dieta adequada, os nossos rins têm de excretar cerca de 900 1200 milhões de solutos para manter a homeostasia do sangue, e
(2) Os rins humanos devem eliminar os solutos da urina do corpo através da água.

Para além da perda obrigatória de água, a concentração de soluto e o volume de urina excretada dependem da ingestão de líquidos, da dieta e da perda de água por outras vias. Normalmente, os rins começam a eliminar o excesso de água cerca de 30 minutos após a ingestão. Este atraso reflecte principalmente o tempo necessário para a inibição da libertação de ADIH. A diurese atinge um pico em 1 hora e depois diminui para o seu nível mais baixo após 3 horas. O **volume de água do organismo está intimamente ligado a um poderoso "íman" de água, o sódio iónico**[3] **.**

<u>Perturbações do equilíbrio hídrico</u>

As principais anomalias do equilíbrio hídrico são a desidratação, a hidratação hipotónica e o edema, e cada uma destas condições oferece um conjunto especial de problemas às suas vítimas.

- Desidratação

A desidratação ocorre quando a perda de água excede a ingestão de água durante um período de tempo e o corpo está em equilíbrio negativo de fluidos. A desidratação é uma sequela comum de hemorragias, queimaduras graves, vómitos ou diarreia prolongados, sudação profusa e abuso de diuréticos. A desidratação também pode ser causada por distúrbios endócrinos, como a diabetes mellitus ou a diabetes insípida.

Os primeiros sinais e sintomas de desidratação incluem uma mucosa oral "cotonosa" ou pegajosa, sede, pele seca e ruborizada e diminuição da produção de urina. Se for prolongada, a desidratação pode levar à perda de peso, febre e confusão mental. Outra consequência muito grave da perda de água do compartimento plasmático do FEC é um volume sanguíneo inadequado para manter a circulação normal e o consequente choque hipovolémico.

Em todas essas situações, a água é perdida do ECF. Segue-se o movimento osmótico de água das células para o FEC, que iguala a osmolalidade dos fluidos extracelular e intracelular, apesar de o volume total de fluido ter sido reduzido. Embora o efeito global seja designado por desidratação, raramente envolve apenas um défice de água. Na maioria das vezes, à medida que a água é perdida, os electrólitos também são perdidos.

- Hidratação hipotónica

Quando a osmolalidade do ECF começa a descer (normalmente isto reflecte um défice de Na), são activados vários mecanismos compensatórios. Um deles é a inibição da libertação de ADIH e, consequentemente, o excesso de água é rapidamente eliminado do organismo através da urina. No entanto, quando existe insuficiência renal ou quando é ingerida uma quantidade extraordinária de água muito rapidamente, pode ocorrer um tipo de sobre-hidratação celular denominada hidratação hipotónica ou intoxicação por água. Em ambos os casos, o FEC está diluído, o seu teor de sódio é normal, mas existe excesso de água, o que, por sua vez, promove a osmose líquida para as células dos tecidos, provocando o seu inchaço à medida que estas ficam anormalmente hidratadas.

A diluição electrolítica resultante conduz a graves perturbações metabólicas evidenciadas por náuseas, vómitos, cãibras musculares e edema cerebral. A intoxicação por água é particularmente prejudicial para os neurónios. O edema cerebral não corrigido leva rapidamente à desorientação, convulsões, coma e morte.

- Edema

O edema é uma acumulação atípica de líquido no espaço intersticial, que leva ao inchaço dos tecidos. O edema pode ser causado por qualquer evento que acelere o fluxo de fluido para fora da corrente sanguínea ou dificulte o seu retorno.

Os factores que aceleram a perda de líquidos da corrente sanguínea incluem o aumento da pressão arterial e/ou da permeabilidade capilar. O aumento da pressão arterial pode resultar de válvulas venosas incompetentes, bloqueio localizado dos vasos sanguíneos, insuficiência cardíaca congestiva, hipertensão ou volume sanguíneo elevado, por exemplo, durante a gravidez ou resultante de retenção anormal de sódio.

O aumento da permeabilidade capilar deve-se normalmente a uma resposta inflamatória em curso. Os químicos inflamatórios fazem com que os capilares locais se tornem muito porosos, permitindo a formação de grandes quantidades de exsudados.

O edema causado pelo impedimento do retorno de fluidos à corrente sanguínea reflecte normalmente um desequilíbrio nas pressões osmóticas coloidais nos dois lados das membranas capilares. Por exemplo, hipoproteinémia.

- EQUILÍBRIO ELECTROLÍTICO

Os electrólitos incluem sais, ácidos e bases, mas o termo equilíbrio eletrolítico refere-se normalmente ao equilíbrio de sais no organismo. Os sais fornecem minerais essenciais para a excitabilidade neuromuscular, a atividade secretora, a permeabilidade das membranas e muitas outras funções celulares. Além disso, os sais são importantes no controlo dos movimentos dos fluidos.
Os sais entram no corpo através dos alimentos e fluidos, e pequenas quantidades são geradas durante a atividade metabólica. Os sais são perdidos do corpo através da transpiração, das fezes e da urina.

<u>O papel central do sódio no equilíbrio de fluidos e electrólitos</u>

O sódio ocupa uma posição central no equilíbrio de fluidos e electrólitos e na homeostase global do organismo, e a regulação do equilíbrio entre a entrada e a saída de sódio é uma das funções mais importantes dos rins.

O sódio é o catião mais abundante no ECF e é o único que exerce uma pressão osmótica significativa. Além disso, as membranas plasmáticas celulares são relativamente impermeáveis ao Na', mas algum consegue difundir-se e tem de ser bombeado para fora contra o seu gradiente eletroquímico. Estas duas qualidades conferem ao sódio o papel principal no controlo do volume do ECF e da distribuição de água no corpo[4] .

É importante compreender que, embora o conteúdo de sódio do corpo possa mudar, a sua concentração no ECF permanece normalmente estável devido a ajustes imediatos no volume de água.

- Regulação do equilíbrio de sódio

<u>Influência e Regulação da Aldosterona</u>

Quando as concentrações de aldosterona são elevadas, praticamente todo o Na' remanescente (na realidade NaCl, porque o Cl- é co-transportado) é ativamente reabsorvido nos túbulos contorcidos distais e nos canais colectores, a água segue se puder, isto é, se a permeabilidade ao soluto tiver sido aumentada pela ADH

No entanto, quando a libertação de aldosterona é inibida, praticamente não ocorre reabsorção de Na para além do túbulo distal.

A aldosterona é produzida pelas células corticais da suprarrenal. O gatilho mais importante para a libertação de aldosterona é o mecanismo renina-angiotensina mediado pelo aparelho justaglomerular dos túbulos renais.

Sistema Cardiovascular Barorreceptores

O volume sanguíneo é cuidadosamente monitorizado e regulado para manter a pressão arterial e a função cardiovascular. Quando o volume sanguíneo (ou seja, a pressão) aumenta, os barorreceptores do coração e dos grandes vasos do pescoço e do tórax (artérias carótidas e aorta) alertam o hipotálamo. Pouco tempo depois, os impulsos do sistema nervoso simpático para os rins diminuem, permitindo a dilatação das arteríolas aferentes. Com o aumento da taxa de filtração glomerular, a produção de sódio e água aumenta. Este fenómeno, denominado diurese de pressão, reduz o volume sanguíneo e, consequentemente, a pressão arterial. Em contrapartida, a diminuição da pressão arterial sistémica leva à constrição das arteríolas aferentes, o que reduz a formação de filtrados e o débito urinário e aumenta a pressão arterial sistémica.

Influência e regulação da ADH

A quantidade de água reabsorvida nos ductos coletores dos rins é proporcional à liberação de ADH. Quando os níveis de ADH são baixos, a maior parte da água que chega aos ductos colectores é simplesmente deixada passar. O resultado é uma urina dilatada e um volume reduzido de fluidos corporais. Quando os níveis de ADH são elevados, quase toda a água filtrada é reabsorvida e é excretado um pequeno volume de urina altamente concentrada.

Os osmorreceptores do hipotálamo detectam a concentração de soluto no ECF e desencadeiam ou inibem a libertação de ADIH da hipófise posterior em conformidade. Uma diminuição da concentração de iões de sódio inibe a libertação de ADH e permite a excreção de mais água na urina, restaurando os níveis normais de Na' no sangue. Um aumento dos níveis de sódio estimula a libertação de ADH tanto diretamente, estimulando os osmorreceptores hipotalâmicos, como indiretamente, através do mecanismo renina-angiotensina. Os factores que desencadeiam especificamente a libertação de ADH através da redução do volume sanguíneo incluem a febre prolongada, a transpiração excessiva, os vómitos ou a diarreia, a perda de sangue grave e as queimaduras traumáticas.

Influência e regulação do peptídeo natriurético atrial

Reduz a pressão sanguínea e o volume sanguíneo inibindo quase todos os eventos que promovem a vasoconstrição e a retenção de Na e de água. O péptido natriurético é uma hormona que é libertada por certas células dos átrios do coração quando são esticadas pelos efeitos da pressão arterial elevada.

Influência de outras hormonas

Hormonas sexuais femininas, os estrogénios são quimicamente semelhantes à aldosterona e, tal como a aldosterona, aumentam a reabsorção de NaCI pelos túbulos renais.
A progesterona parece diminuir a reabsorção de sódio ao bloquear o efeito da aldosterona nos túbulos renais. Assim, a progesterona tem um efeito semelhante ao diurético e promove a perda de sódio e água

Glucocorticóides O efeito habitual dos glucocorticóides, como o cortisol e o hidrocortisol, é aumentar a reabsorção tabular de sódio. Promovem o edema.

Regulação do equilíbrio de potássio

O potássio, o principal catião intracelular, é necessário para o funcionamento neuromuscular normal, bem como para várias actividades metabólicas essenciais, incluindo a síntese proteica.

O excesso de potássio no ECF diminui o seu potencial de membrana, causando despolarização, que é frequentemente seguida por uma redução da excitabilidade. Um défice de K no ECF provoca hiperpolarização e ausência de reatividade. O coração é particularmente sensível aos níveis de K'. Tanto o excesso como a falta de K- (hipercalemia e hipocalemia, respetivamente) podem perturbar a condução eléctrica no coração, levando à morte súbita. **Local de regulação: O ducto coletor cortical.**

Tal como o equilíbrio do sódio, o equilíbrio do potássio é mantido principalmente por mecanismos renais. Os túbulos renais reabsorvem previsivelmente mais de 90% do K' filtrado, deixando menos de 10% para serem perdidos na urina, independentemente das necessidades. A responsabilidade pelo equilíbrio do K recai principalmente sobre os canais colectores corticais e é conseguida principalmente através da alteração da quantidade de potássio segregado no filtrado[5] .

Essencialmente, dois factores determinam a taxa e a extensão da secreção de potássio: a concentração plasmática de iões de potássio e os níveis de aldosterona.

1. Influência da concentração de potássio no plasma

O fator mais importante que influencia a secreção de potássio é a concentração de K no plasma sanguíneo. Uma dieta rica em potássio aumenta a entrada de K nas células principais do ducto coletor e leva-as a segregar K para o filtrado, de modo a que seja excretado mais potássio. Inversamente, uma dieta pobre em potássio ou uma perda acelerada de K deprime a sua secreção pelos canais colectores.

2. Influência da Aldosterona

Como a aldosterona estimula as células principais a reabsorver o sódio, aumenta simultaneamente a secreção de iões de potássio. Para manter o equilíbrio eletrolítico, existe uma troca de Na e K de um para um nos canais colectores corticais. Por cada Na reabsorvido, é segregado um K'. Assim, quando o nível plasmático de Na aumenta. Os níveis de K' caem proporcionalmente.

As células corticais supra-renais são diretamente sensíveis ao teor de K do ECF que as banha. Quando este aumenta, mesmo que ligeiramente, o córtex suprarrenal é fortemente estimulado a libertar aldosterona, o que aumenta a secreção de potássio.

Regulação do equilíbrio do cálcio

Cerca de 99% do cálcio do corpo encontra-se nos ossos sob a forma de sais de fosfato de cálcio, que proporcionam força e diminuem a reabsorção de sódio ao proporcionar rigidez ao esqueleto. O cálcio iónico no FEC é importante para a coagulação normal do sangue, a permeabilidade da membrana celular e o comportamento secretor. Tal como o sódio e o potássio, o cálcio iónico tem efeitos potentes na excitabilidade neuromuscular. A hipocalcemia aumenta a excitabilidade e causa tetania muscular. A hipercalcemia é igualmente perigosa porque inibe os neurónios e as células musculares e pode causar arritmias cardíacas potencialmente fatais[7] .

O equilíbrio do cálcio é regulado principalmente pela interação de duas hormonas: a hormona paratiroide e a calcitonina.

- Influência da hormona paratiroideia

Os controlos mais importantes da homeostase do Ca são exercidos pela hormona paratiroide (PTH), libertada pelas minúsculas glândulas paratiróides localizadas na face posterior da glândula tiroide na faringe. A diminuição dos níveis plasmáticos de Ca" estimula diretamente as glândulas paratiróides a libertar PTH, que promove um aumento dos níveis de cálcio, tendo como alvo os seguintes órgãos.

1. Ossos A PTH ativa os osteoclastos (células que digerem o osso), que quebram a matriz óssea, resultando na libertação de Ca e P para o sangue.

2. A PTH do intestino delgado aumenta a absorção intestinal de cálcio indiretamente, estimulando os rins a transformar a vitamina D na sua forma ativa, que é um cofator necessário para a absorção de cálcio pelo intestino delgado.

3. A PTH renal aumenta a reabsorção de cálcio pelos túbulos renais, ao mesmo tempo que diminui a reabsorção de iões fosfato (P).

Quando os níveis de cálcio no ECF estão dentro dos limites normais (9-11mg 100ml de sangue ou são elevados). A secreção de PTH é inibida. Consequentemente, a libertação de cálcio do osso é inibida, maiores quantidades de cálcio são perdidas nas fezes e na urina e mais fosfato é retido.

- Influência da Calcitonina

A calcitonina, uma hormona produzida pelas células parafoliculares da glândula tiroide, é libertada em resposta ao aumento dos níveis de cálcio no sangue. A calcitonina tem como alvo o osso, onde estimula o depósito de sais de cálcio e inibe a reabsorção óssea[6] .

Regulação do equilíbrio do magnésio

O magnésio, o segundo catião intracelular mais abundante, ativa as coenzimas necessárias ao metabolismo dos hidratos de carbono e das proteínas e desempenha um papel essencial no funcionamento do miocárdio, na neurotransmissão e na atividade neuromuscular. Metade do magnésio no corpo encontra-se no esqueleto. A maior parte do restante encontra-se a nível intracelular. O controlo do equilíbrio do magnésio é pouco conhecido, mas sabe-se que existe um transporte renal máximo para o magnésio.

Regulação dos aniões

O cloreto é o principal anião que acompanha o sódio no FEC e, tal como o sódio, ajuda a manter a pressão osmótica do sangue. Quando o pH do sangue está dentro dos limites normais ou é ligeiramente alcalino, cerca de 99% dos iões cloreto filtrados são reabsorvidos. No PCT, movem-se passivamente e seguem simplesmente os iões de sódio para fora do filtrado e para o sangue capilar peritubular.

A maior parte dos outros aniões, como os sulfatos e os nitratos, têm máximos de transporte definidos e, quando as suas concentrações no filtrado excedem os seus limiares renais, os excessos continuam a passar para a urina[8] .

Classificação dos desequilíbrios de fluidos e electrólitos

Desequilíbrios de fluidos

- Défice de volume do fluido extracelular
- Excesso de volume do fluido extracelular
- Deslocação do volume do fluido extracelular
- Excesso de volume do fluido intracelular

Desequilíbrios electrolíticos

- Desequilíbrios de potássio

Hipercalemia
Hipocalemia

- Desequilíbrios de sódio e cloreto

Hipernatremia
Hiponatremia
Hipercloremia
Hipocloremia

- Desequilíbrios de cálcio

Hipercalcemia
Hipocalcemia

- Desequilíbrios de magnésio

Hipermagnesemia
Hipomagnesemia

- Desequilíbrios de fósforo

Hiperfosfatemia
hipofosfatemia

1. Défice de volume de fluido extracelular (ECFVD):

Perda de fluido corporal dos espaços intersticiais {tecidos)/intravasculares (vasos sanguíneos vasculares).
Pode levar a um aumento da osmolalidade sérica (mais solutos do que água)
A hiperosmolalidade leva à desidratação celular para manter a homeostase.
A desidratação é a falta de água causada pela perda de ECF ou pela diminuição da ingestão de líquidos.

Fisiopatologia:
A perda de electrólitos de sódio acompanha normalmente a perda de ECF

O ECF pode ser diminuído ou passar do compartimento ECF para o compartimento ICF. Quando a perda de fluidos e de sódio é igual, é conhecido como défice de volume de fluidos iso-osmolar

Gama normal de osmolalidade sérica: 280-295 mOsm/kg

Se a perda de fluidos (água) for superior à perda de sódio, o nível de sódio sérico aumenta, o que se designa por défice de volume de fluidos hiperosmolar.

Isto provoca um aumento da osmolalidade sérica (>295mOsm/kg)

O fluido extracelular hiperosmolar causa desidratação intracelular devido ao aumento da osmolalidade sérica, provocando a extração de água das células.

A perda de volume de fluido iso osmolar, a perda de água e de soluto é igual e não pode ser classificada como desidratação (embora possa ocorrer desidratação).

Tabela:

Osmolalidade sérica normal	280-295 mOsm/kg
Hipo-osmolalidade	280-295 mOsm/kg
Iso-osmolalidade	280-295 mOsm/kg
Hiperosmolalidade	>295 mOsm/kg

Mecanismos de compensação, como o aumento da frequência cardíaca e da pressão arterial, tentam manter o volume de fluidos necessário para que os órgãos vitais recebam uma perfusão adequada.

Nota: 1/3rd do fluido corporal é perdido, resultando em colapso vascular e choque.

Etiologia: causa do défice hiperosmolar e iso-osmolar

I. Défice de volume de fluidos hiperosmolar:

A. Ingestão inadequada de líquidos: a ingestão inadequada de líquidos resulta num aumento do número de solutos no líquido corporal, tornando-o hiperosmolar

B. Aumento da ingestão de solutos (sal, açúcar, proteínas): um aumento da ingestão de solutos aumenta a concentração de solutos nos fluidos corporais, tornando-os hiperosmolares.

C. Vómitos e diarreia graves: provocam uma perda de água corporal superior à perda de solutos, como os electrólitos, resultando num fluido corporal hiperosmolar.

D. Cetoacidose diabética: o aumento da glicose e dos corpos cetónicos torna o fluido corporal hiperosmolar, causando diurese, mas a perda de fluido resultante é superior à perda de soluto (açúcar e cetonas)

E. Transpiração: a perda de água é superior à perda de sódio, tornando o fluido corporal hiperosmolar[9] .

II. Défice de volume de fluido iso-osmolar:

A. Vómitos e diarreia: os casos ligeiros resultam em perdas de fluidos que são proporcionais às perdas de electrólitos (sódio, potássio, cloreto, bicarbonato).

B. Fístula gastrointestinal (GI) ou abcesso drenante: O trato gastrointestinal é rico em electrólitos, com uma perda de secreções gastrointestinais, os fluidos e os electrólitos são perdidos em proporções relativamente iguais.

C. Febre, temperatura ambiente e diaforese profusa: resultam em perda de fluidos e sódio através da pele. A transpiração profusa provoca perdas em igual proporção de fluidos e solutos.

D. Hemorragia: - a perda excessiva de sangue resulta em perdas de fluidos e solutos do fluido vascular. Numa hemorragia rápida, a compensação da perda de sangue através da transferência de fluidos é inadequada.

E. Queimaduras: faz com que o fluido corporal com solutos se desloque do fluido vascular para o local queimado e para o espaço intersticial circundante (tecido), resultando num volume inadequado de fluido circulante.
F. Ascite: o fluido e os solutos (proteínas, electrólitos, etc.) deslocam-se para o espaço peritoneal, causando ascite (fluido do terceiro espaço), o que resulta numa diminuição do volume de fluido circulante.
G. Obstrução intestinal: - o líquido acumula-se no local da obstrução intestinal (3rd space fluid) durante o volume do líquido vascular[101] .

Manifestação clínica:
A sede é um sintoma que ocorre com perdas de líquidos ligeiras, acentuadas e graves.
A falta de ingestão de água pode provocar uma desidratação ligeira.
Nos idosos, a sede não ativa a medula, alertando a pessoa para um défice de água.

Sintoma comum de perda ligeira de ECF:

- Diminuição do turgor da pele
- Membranas mucosas secas
- Aumento da frequência do pulso
- perda de peso
- diminuir a produção de urina

Perda de fluidos acentuada/grave, observa-se um desvio nos níveis de hematócrito, hemoglobina e azoto ureico no sangue (BUN).
Desidratação inicial, a osmolalidade sérica pode não mostrar sinais.
À medida que a desidratação progride, a perda de fluidos é maior no ECF do que no ICF, causando um défice no ECF.
A desidratação grave provoca um aumento da osmolalidade sérica, o que faz com que a água saia das células.
O défice da ECF pode conduzir a um défice da ICF
A avaliação rápida da desidratação causada pela hipovolemia pode ser efectuada através da verificação das veias periféricas da mão.
Inchar: fazer inchar com sangue, água ou outro líquido.
Manter a mão acima do nível do coração durante um curto período de tempo e baixar a mão abaixo do nível do coração.
Nota: com um fluxo sanguíneo normal, as veias periféricas das mãos abaixo do nível do coração devem ficar ingurgitadas em 5-10 segundos.
A veia periférica não ingurgita em 10 segundos - sinal de desidratação ou diminuição do volume sanguíneo.
O peso corporal é outra ferramenta importante para avaliar o desequilíbrio de fluidos, 2-2,2 libras de perda/ganho de peso é equivalente a 1 litro de perda/ganho de água[11] .

Fisiopatologia	**Etiologia**
Diminuição do ECF e diminuição do Na = FVD iso-osmolar perda igual e proporcional de fluido e sódio	Iso-osmolar FVD vómitos e diarreia febre, diaforese profusa Perdas gastrointestinais (aspiração, fístula, drenagem de abcesso)
Diminuição do ECF e aumento do Na = FVD hiperosmolar (perda de fluidos superior à perda de Na)	Perda excessiva de sangue, queimaduras, ascite, obstrução intestinal

Mecanismos de compensação do ECFVD Aumentar a tensão arterial Aumentar a pulsação $1/3^{rd}$ de perda de ECFV = colapso vascular	FVD hiperosmolar, vómitos e diarreia (grave), ingestão inadequada de líquidos, aumento da ingestão de solutos (sódio, açúcar, proteínas), cetoacidose diabética

Grau de desidratação:

1. desidratação ligeira:
percentagem de perda de peso corporal (%) = 2%
sintoma: sede
défice de água corporal: 1-2 litros

2. desidratação acentuada:
percentagem de perda de peso corporal (%) = 5%
sintoma: sede intensa
membrana mucosa seca
turgor cutâneo deficiente (secura e rugas)
veias da mão: enchimento lento com a mão baixa
temperatura: baixa elevação de grau (99° F/ 37° C)
taquicardia: quando o volume de sangue diminui
respiração > 28
pressão arterial sistólica: diminuição de 10-15 mm de hg na posição de pé
volume de urina < 30 ml/hora (720 ml/dia), intervalo normal - 800-2000 ml/dia
gravidade específica > 1,025 (1,005-1,030)
perda de peso corporal
aumentar o hematócrito, a hemoglobina, o azoto ureico no sangue
acidose (alteração do equilíbrio ácido-base)
défice de volume de água: 3-5 litros

3. desidratação grave:
sintoma: desidratação acentuada com adição
pele fundida
pressão arterial sistólica <60 mm hg
alterações comportamentais, por exemplo: inquietação, irritabilidade, desorientação e delírio
volume do défice hídrico: 5-10 litros

4. desidratação fatal:
percentagem de perda de peso corporal (fatal)
sintoma: anúria
coma que conduz à morte

Estimativa da perda total de fluidos:
Fórmula
a) libras para quilograma: peso em libras ÷ 2,2 (2,2 libras = 1kg)
b) percentagem de perda de peso corporal: perda de peso ÷ peso anterior (perda de peso = peso atual - peso anterior)
c) défice (perda) total de fluidos: percentagem de perda de peso corporal x Corpo (kg) = perda total de fluidos
nota: $1/3^{rd}$ défice de água corporal é da ECF e $2//3^{rd}$ é da ICF.
A perda diária de fluidos que precisa de ser reposta é de 2,5 litros ou 2500 ml
Nota: os doentes com insuficiência cardíaca não podem receber grandes reposições de fluidos[12]
.

Solução de substituição para o défice de **ECF**:
1. Ringer lactato (RL), 1500 ml (1,5L): para repor as perdas de ECF (pode variar consoante os níveis séricos de K^+ e Ca^{++}).
2. Solução salina normal (NS), (solução de NaCl a 0,9%), 500 ml
3. 5% de dextrose em água (D_5 W), 4700ml: para repor o défice de água e aumentar a produção de urina.
4. Cloreto de potássio (KCl): 40-80mEq, pode ser dividido em 3L para repor as perdas de potássio (o nível de potássio sérico deve ser monitorizado de perto).
5. Bicarbonato (estado acidótico)
6. Sangue (quando a perda de volume se deve a uma perda de sangue).
Nota: à medida que o potássio entra nas células, o fluxo de fluido para as células com reposição de potássio aumenta o fluido celular e as células ficam hidratadas.
Se o potássio for administrado por via intravenosa, o débito urinário do doente deve ser monitorizado de perto (o débito urinário deve ser de pelo menos 250 ml por 8 horas, uma vez que 80-90% do K^+ é excretado pelos rins).
A produção deficiente de urina pode causar excesso de potássio[13] .

Deve ser considerada a reposição de fluidos em caso de desequilíbrio eletrolítico:
A dextrose em água sem eletrólito (por exemplo: Na^+) metaboliza-se rapidamente, deixando a água em estado hipo-osmolar ou hipotónico.
A solução electrolítica deve fazer parte da fórmula de substituição (por exemplo: ringer lactato ou soro fisiológico).

Considerações clínicas: ECFVD
Sede sintoma precoce de ECFVD ou desidratação, encorajar a ingestão de líquidos.
Osmolalidade sérica (método para detetar a desidratação), osmolaridade sérica > 300mOsm/kg: sinal de desidratação.
A diminuição do turgor da pele, a secura das mucosas, o aumento da frequência do pulso, a diminuição da pressão arterial sistólica < 10-15 mm hg (em pé) são sintomas de desidratação.
A diminuição do débito urinário (30 ml/h ou 720 ml/dia) indica uma diminuição da ingestão de líquidos, hipovolemia ou disfunção renal.
A análise das veias periféricas pode ser efectuada para avaliar rapidamente a desidratação.
As soluções de substituição de electrólitos com fluidos são úteis no tratamento da ECFVD.

Gestão:
1) Avaliação: obter um historial do doente
Avaliar sinais e sintomas (diminuição do débito urinário e taquicardia)
Sinais vitais: por exemplo, descida da tensão arterial sistólica de 10-15 mm hg.
A pressão de pulso < 20 mmhg indica hipovolemia grave
2) A diminuição da produção de urina pode dever-se a uma diminuição da ingestão de líquidos ou a uma perda excessiva de líquidos.
3) Ganho/perda de peso
4) Os exames laboratoriais revelam valores elevados de BUN e hematócrito.
- Volume de fluidos deficiente (diminuição da ingestão, vómitos, diarreia, hemorragia ou 3rd perda de fluidos espaciais (queimaduras ou ascite)
- Risco de integridade da pele afetada
- A perfusão ineficaz dos tecidos, a diminuição do fluxo sanguíneo renal pode provocar hipovolemia secundária ou desidratação.

Intervenções:

- Monitorizar os sinais vitais de 4 em 4 horas (TA em pé, sentado e deitado).
- Controlo de rotina do peso corporal.
- Monitorizar o turgor da pele, a membrana mucosa, os lábios e a língua quanto à secura.
- Promover a reposição de fluidos por via oral e intravenosa.
- Monitorizar o débito urinário. Comunicar os casos com débito <240 ml/8 horas.
- Proporcionar conforto
- Ouvir as preocupações do doente

Avaliação/resultados

- O ECFVD foi controlado ou eliminado
- Permanecer livre de sinais e sintomas
- Avaliar os efeitos clínicos do tratamento
- O débito urinário está dentro dos valores normais (600-1400/24 horas)
- A investigação laboratorial deve estar dentro dos limites normais.

2. Excesso de volume de fluido extracelular (ECFVE):

- Hipervolemia, sobre-hidratação, sobrecarga de fluidos são termos comuns para a ECFVE.
- É o aumento de fluido nos espaços intersticiais (tecidos) e/ou intravasculares (vasos)/vasculares.
- Relacionado com o excesso de líquido no espaço extracelular (edema periférico) ou no tecido pulmonar (edema pulmonar).
- O edema refere-se à retenção anormal de líquido nos espaços intersticiais do compartimento ECF (também pode ocorrer em cavidades serosas, como a cavidade peritoneal).
- A retenção de sódio é uma causa frequente de aumento do volume extracelular.

Fisiopatologia:

- A água e o sódio são retidos na mesma proporção, é um excesso de volume de fluido iso-osmolar.
- O nível de sódio sérico mantém-se normalmente dentro dos valores normais.
- Se apenas for retida água livre, é conhecido como excesso de volume de fluido hipo-osmolar (o nível de sódio sérico está diminuído).
- Nos casos de excesso de volume de fluido, a pressão do fluido é superior à pressão oncótica, mais fluido nos espaços.
- Nota: se os rins não conseguirem excretar o excesso de fluido intravascular, o fluido passa para os espaços dos tecidos e para os espaços dos tecidos pulmonares, resultando em edema.
- A sobrecarga de fluidos instala-se na região mais dependente, por exemplo, em pé (tornozelos e pés) e em supino (região sacral).
- Edema pulmonar quando o excesso de líquido atravessa a membrana capilar alveolar dos pulmões[14] .

Etiologia:

- O edema está normalmente associado ao fluido corporal extracelular ou ao excesso de fluido.
- Uma diminuição das proteínas do plasma/soro resulta numa diminuição da pressão osmótica coloidal (oncótica) do plasma.
- O aumento da pressão oncótica faz com que a água se desloque dos vasos para os espaços dos tecidos.

- O rim regula o ganho/perda de sódio, cloreto e água através do sistema renina-angiotensina-aldosterona.
- A disfunção renal/presença de excesso de aldosterona/fluxo sanguíneo inadequado para o rim causa retenção de sódio.
- Esta retenção de sódio resulta na retenção de água.
- Os doentes com reserva cardíaca/renal limitada desenvolvem frequentemente edema pulmonar.
- As perfusões intravenosas devem ser limitadas em doentes com edema pulmonar, uma vez que agravam o edema dos pulmões.
- O sintoma inicial do edema pulmonar é uma tosse constante, irritante e não produtiva.
- Verificação da veia periférica, instruindo o doente a manter a mão acima do nível do coração[15] .
- A veia periférica da mão ingurgitada após 10 segundos pode ser uma indicação de hipervolemia/sobre-hidratação.
- Edema dependente que é o edema prevalente nas extremidades inferiores, mas que não está presente se o doente tiver estado prostrado/supino durante a noite.
- Edema não dependente: edema que pode ser mais provavelmente devido a doença cardíaca, renal ou hepática.
- Edema refratário, que não responde aos diuréticos.

Manifestação clínica:

Sinais e sintomas	**Justificação**
Edema pulmonar Tosse constante, irritante e não produtiva	Uma tosse irritante é frequentemente o primeiro sintoma clínico de hipervolemia por tosse. É causada pela "acumulação" de líquido nos pulmões (o líquido encontra-se nos alvéolos).
Dispneia (dificuldade em respirar)	A respiração é difícil e penosa devido à congestão de fluidos nos pulmões
Ingurgitamento das veias do pescoço	A veia jugular permanece ingurgitada quando o doente está em posição semi-fowleriana ou sentada
Ingurgitamento da veia sublingual	As veias ingurgitadas sob a língua podem indicar hipervolemia
Ingurgitamento das veias da mão	As veias periféricas da mão permanecem ingurgitadas com a mão elevada acima do nível do coração durante 10 segundos.
Crepitações húmidas nos pulmões	Os pulmões estão congestionados com líquido. Podem ouvir-se crepitações húmidas nos pulmões com o estetoscópio.
Impulso de contorno	Na hipervolemia, pode estar presente um pulso cheio e delimitado. A frequência do pulso pode aumentar.
Cianose	Pode ser um sintoma tardio de edema pulmonar como resultado de uma troca gasosa prejudicada causada por líquido no espaço alveolar.
Edema periférico Edema nas extremidades	O edema periférico presente de manhã pode resultar de uma função cardíaca, hepática ou

	renal inadequada. Um teste positivo para o edema por picadas é uma indentação do dedo na zona edematosa.
Pele firme, lisa e brilhante sobre a zona edematosa	O excesso de líquido nos tecidos periféricos pode fazer com que a pele fique firme, lisa e brilhante
Palidez, pele fria na zona edematosa	O excesso de líquidos provoca uma diminuição da circulação. A pele torna-se pálida, brilhante e fria.
Pálpebras inchadas (edema periorbital)	As pálpebras inchadas ocorrem com edema generalizado.
Aumento de peso	Um ganho de 2,2 libras é equivalente a um ganho de 1 litro de água corporal.
Exames laboratoriais Diminuição da osmolalidade sérica	O excesso de líquido dilui a concentração de soluto; assim, a osmolalidade sérica é inferior a 280 mOsm/kg.
Diminuição das proteínas e albumina séricas, BUN, Hgb, Hct	Os níveis séricos de proteínas, albumina, BUN, Hgb e Hct podem estar diminuídos devido ao excesso de volume de líquidos (hemodiluição).
Aumento da PVC (pressão venosa central)	Um aumento da medição da PVC superior a 12-15 cm H2O é indicativo de hipervolemia, evidenciada por um aumento da pressão de fluidos[16] .

Gestão clínica:

- A água, por si só, não causa nem aumenta o edema.
- A ingestão de sal e água aumenta a retenção de líquidos e pode causar edema.

Medidas de correção	**Justificação**
Diuréticos: tiazídicos, de teto alto (loop)	Os diuréticos gastadores de potássio são potentes e promovem a perda de sódio, água e, infelizmente, de potássio. Os diuréticos provocam uma diminuição do excesso de volume de líquidos através dos rins.
Digoxina	Este glicosídeo cardíaco faz com que o coração bata com mais força; assim, melhora a função cardíaca e a circulação. O aumento da circulação favorece a perda de água pelos rins.
Dieta	Uma dieta pobre em sódio diminui a retenção de sódio e de água.
Aumentar a ingestão de proteínas em pessoas malnutridas	As proteínas aumentam a pressão oncótica nos vasos, o que extraindo água dos tecidos.

Gestão:
Avaliação:

- Obter a história do doente para excluir doenças sistémicas.
- Historial alimentar (ingestão de sódio, potássio e água).
- Verificar o peso do doente para comparação.
- Avaliar os sinais e sintomas de hipervolemia, tosse irritante constante e não produtiva, dispneia, ingurgitamento das veias do pescoço e das mãos, crepitações torácicas.
- Verificar os resultados laboratoriais: hematócrito e hemoglobina e níveis séricos de sódio.
- Avaliar o débito urinário, a diminuição do débito urinário pode ser um sinal de retenção de fluidos corporais/disfunção renal.
- Auscultar os pulmões para detetar edema pulmonar.
- Avaliação rápida através da manobra de ingurgitamento venoso manual.

Intervenções:

- Comunicar os achados anormais, ou seja, crepitações, diminuição do som do beato.
- Controlar o peso diariamente antes do pequeno-almoço.
- Monitorizar a dieta e dar instruções para evitar o consumo excessivo de sal.
- Verificar e observar a existência de edema de caroço de manhã.
- Monitorizar a produção de urina (pelo menos 240 ml/8 horas).
- Administrar diuréticos conforme prescrito e avaliar o equilíbrio de fluidos e electrólitos[17] .

Avaliações/resultados:

- Confirmar a etiologia
- Não apresentar sinais e sintomas de hipervolemia por excesso de volume de fluidos
- Avaliar a existência de edema pulmonar e/ou edema periférico.
- O débito urinário está aumentado e os sinais vitais estão dentro dos limites normais.
- Vias respiratórias desobstruídas com sons respiratórios melhorados
- Determinar se os electrólitos séricos estão dentro dos valores normais.

3. Deslocação do volume do fluido extracelular (ECFVS):

Introdução

- Para manter o equilíbrio dos fluidos, há uma deslocação constante do ECF entre os espaços intravascular e intersticial.
- A retenção de volume de fluidos com electrólitos e proteínas nos espaços intersticiais é designada por desvio de fluidos do terceiro espaço.

Fisiopatologia

- A alteração da permeabilidade capilar provoca a fuga de proteínas do espaço intravascular para o espaço intersticial.
- O aumento da concentração de proteínas plasmáticas resulta numa diminuição da pressão osmótica, não permitindo o retorno do fluido do espaço intersticial para o espaço intravascular.
- A deslocação inicial de fluidos do espaço intravascular causa um défice de volume de fluidos (FVD).
- O excesso de volume de fluido estará presente após um longo período de tempo[18] .

Etiologia

- O desvio do ECFV pode ser causado desde uma simples bolha ou entorse até lesões maciças como queimaduras, ascite, cirurgia abdominal, úlceras pépticas perfuradas, obstrução intersticial ou infecções graves.
- A deslocação de fluidos ocorre em duas fases, ou seja, em primeiro lugar, a deslocação de fluidos do espaço intravascular para o espaço intersticial (do plasma dos vasos para os tecidos) e, em segundo lugar, a deslocação de fluidos do espaço dos tecidos lesionados para o espaço vascular (vasos), o que resulta em hipovolemia.

Manifestações clínicas

- Após a lesão dos tecidos, são necessárias cerca de 24-48 horas para que o líquido saia dos vasos sanguíneos e se acumule nos espaços dos tecidos lesionados.
- Após 3-5 dias a seguir a uma lesão grave dos tecidos, o líquido desloca-se do local da lesão para o espaço vascular ou para os vasos sanguíneos.

Fase de deslocação do fluido	**Sinais e sintomas**	**Razão de correção de fluidos**
Fase 1	Sintomas de choque- *ECFVD* grave aumento do pulso, aumento da respiração, diminuição da PA, pele fria e pegajosa, palidez, confusão, desorientação	Ingestão intravenosa para saída de urina 3:1 Três vezes mais ingestão de soro do que saída de urina
Fase 2	Sintomas semelhantes aos da sobre-hidratação Tosse constante, irritante e não produtiva, dispneia, pulso acelerado, ingurgitamento venoso, crepitações torácicas húmidas	Ingestão intravenosa para débito urinário 1:3 Uma a três rações: Ingestão de soro para saída de urina

4. Excesso de volume do fluido intracelular (ICFVE)

Introdução

- Também designada por intoxicação por água.
- Resulta de um excesso de água ou de uma diminuição da concentração de soluto no sistema intravascular.
- O líquido nos vasos sanguíneos é hipo-osmolar e a osmolalidade sérica está diminuída.
- O fluido hipo-osmolar move-se por processo de osmose de áreas de menor concentração de soluto para áreas de maior concentração de soluto.
- O fluido intracelular (células) é iso-osmolar, o fluido hipo-osmolar move-se dos espaços vasculares para as células[18] .

Fisiopatologia

- Na ICFVE, as primeiras células a serem afectadas são as células cerebrais.

- O excesso de secreção da hormona antidiurética provoca a reabsorção de água dos túbulos renais.
- O fluido vascular hipo-osmolar resultante faz com que mais fluido se desloque dos espaços vasculares para as células, causando edema cerebral.
- A intoxicação por água resulta de um excesso de água nos compartimentos de fluido intracelular, ao contrário do edema que é um excesso de fluido no compartimento extracelular.

Etiologia:

Condições	**causas**	**racionalidade**
1. Ingestão excessiva de água	Ingestão excessiva de água pura Utilização contínua de soluções hipotónicas intravenosas (solução salina a 0,45%, D5W) Polidipsia psicogénica	A ingestão de água com poucos ou nenhuns solutos dilui o fluido vascular. A utilização excessiva de soluções hipotónicas pode causar fluido vascular hipo-osmolar. A dextrose é metabolizada rapidamente, deixando água. O consumo compulsivo de água pura pode resultar em intoxicação por água.
2. Défice de soluto	Dieta pobre em electrólitos e proteínas Irrigação da sonda nasogástrica com água (não salina) Clister de água simples	A diminuição dos electrólitos e das proteínas pode causar fluidos vasculares hipo-osmolares. O trato gastrointestinal é rico em electrólitos. A água pura pode eliminar os electrólitos. A água pura pode lavar a electrólitos.
3. Excesso de secreção de ADH	Stress, cirurgia, medicamentos (narcóticos, anestesia), dor e tumores (cérebro, pulmão) Lesão ou tumor cerebral	A produção excessiva de ADH é conhecida como síndroma de produção inapropriada de antidiuréticos (SIADH), que provoca a reabsorção de grandes quantidades de água pela rins e resulta em hipo-osmolaridade fluidos.

		A lesão das células cerebrais pode aumentar a produção de ADH, causando excesso de água reabsorção[19] .
4. Disfunção renal	Insuficiência renal	A disfunção renal pode diminuir a excreção de água.
5. Análises laboratoriais anómalas	Diminuição do nível de sódio sérico e da osmolalidade sérica	Devido à hemodiluição, os solutos no fluido vascular estão diminuídos em proporção à água.

Manifestações clínicas:

- Os primeiros sinais/sintomas de ICFVE são as dores de cabeça.
- As células cerebrais inchadas causam alterações comportamentais como apreensão, irritabilidade, confusão e desorientação.
- A pressão intracraniana está aumentada.
- A pressão arterial aumenta, a frequência do pulso diminui e a frequência respiratória aumenta.

Tipo de sintomas	**Sinais e sintomas**	**Justificação**
1. Cedo	Dor de cabeça, náuseas e vómitos, transpiração excessiva, aumento de peso agudo	As células cerebrais absorvem o líquido hipo-osmolar mais rapidamente do que as outras células
2. Progressivo Sistema nervoso central	Alterações comportamentais: apreensão progressiva, irritabilidade, desorientação, confusão, sonolência, incoordenação, visão turva, pressão intracraniana (PIC) elevada[20] .	Os fluidos corporais hipo-osmolares geralmente passam primeiro para as células cerebrais. As células cerebrais inchadas podem causar alterações comportamentais e elevar a PIC.
3. Sinais vitais (VS)	Aumento da pressão arterial, bradicardia, aumento da respiração	VS são opostos ao choque e semelhantes aos do aumento da PIC.
4. Mais tarde (CNS)	Neuroexcitabilidade (espasmos musculares), vómitos em projétil, papiledema, delírio, convulsões e depois coma.	As alterações graves do SNC ocorrem quando a intoxicação por água não é corrigida.
5. Pele	Quente, húmido e corado	

Gestão clínica:

- Reduzir a ingestão de água
- Favorecer a excreção de água
- Em casos graves, a solução de substituição extracelular, como a solução salina de Ringer ou a solução salina normal, pode aumentar a osmolalidade do FEC
- O diurético osmótico induz a diurese e promove a perda de líquidos retidos (das células).

Fase do ICFVE	Medidas de correção
1. Fase inicial	Restringir a ingestão de água pura e de gelo. Administrar uma solução electrolítica equilibrada, como a solução de ringer com lactato, solução salina normal, dextrose a 5% em 0,45%. Evitar utilizar apenas dextrose a 5% em água.
2. Fase moderada sem alterações comportamentais graves	Com restrição hídrica, pode ser necessário 5% de dextrose em NaCl a 0,9%.
3. Fase moderada a grave com alterações comportamentais e pressão intracraniana (PIC) elevada	Restringir a ingestão de água pura e de pedaços de gelo. Interromper a utilização de dextrose a 5% em água na terapêutica de substituição. Administrar solução salina concentrada (3%) e monitorizar a sobrecarga de fluidos. Administrar um diurético osmótico como o manitol.

Considerações clínicas: ICFVE

- Também conhecida como intoxicação por água, excesso de água nas células.
- Resulta de um excesso de fluido vascular hipo-osmolar e não é igual ao edema (causado principalmente pela retenção de sódio).
- As células cerebrais são as primeiras a ser afectadas e uma grande quantidade desta deslocação de fluido causa edema cerebral.
- A administração contínua de soluções intravenosas hipotónicas ou o uso contínuo de dextrose a 5% em água pode resultar em ICFVE. Devem ser administrados 1-2 litros de solução de dextrose com soro fisiológico (exemplo: ringer lactato).
- Os primeiros sinais e sintomas são dores de cabeça, náuseas e vómitos, que podem evoluir para irritabilidade, desorientação e confusão.
- Os sinais vitais mostram um aumento da tensão arterial, uma diminuição da tensão arterial e um aumento da frequência respiratória.
- A solução salina concentrada (NaCl a 0,3%) pode ser administrada para ICFVE grave, se o nível de sódio sérico for <115 mEq/L, uma vez que retira água das células inchadas.
- A restrição hídrica é sugerida para a ICFVE ligeira[21] .

Gestão dos doentes:

- Obter uma história detalhada para identificar a possível causa e excluir SIADH (síndrome de secreção inapropriada de hormona antidiurética).
- Avaliar os sinais vitais (VS) que são típicos de edema cerebral.
- Avaliar as alterações comportamentais, tais como apreensão, irritabilidade, confusão e/ou desorientação.
- Avaliar o aumento de peso, uma vez que pode ser observado um aumento de peso agudo com a ICFVE.

Intervenções:

- Monitorizar a reposição de fluidos. Comunicar se apenas for administrada dextrose a 5% em água, sem quaisquer solutos como o cloreto de sódio.
- Oferecer fluidos que contenham solutos ao doente no pós-operatório.

- Monitorizar o débito urinário, importante no pós-operatório.
- Monitorizar os sinais vitais e observar as alterações de comportamento.
- Proteger o doente de lesões durante períodos de confusão e desorientação.

Avaliação/resultados:

- Confirmar que a etiologia da ICFVE foi corrigida ou controlada.
- Permanecer sem sinais e sintomas de ICFVE e os sinais vitais regressarem aos valores normais.
- Avaliar e soluções hipotónicas descontinuadas, solutos oferecidos com fluidos.
- Avaliar a resposta do doente que deve ser sem confusão.

Os electrólitos e a sua influência no organismo

Introdução:

- Certos compostos químicos desenvolvem uma pequena carga eléctrica quando dissolvidos em água.
- A ionização faz com que este composto se divida em iões (catiões e aniões) e estes compostos são chamados electrólitos.
- As partículas dissociadas são de dois tipos: as de carga positiva são os catiões e as de carga negativa são os aniões[22] .

Catiões e aniões:

- Os electrólitos são compostos que, quando colocados em solução, conduzem corrente eléctrica e se dissociam em catiões e aniões.
- Os miliequivalentes são utilizados para expressar o número de cargas iónicas de cada eletrólito.
- Os valores dos electrólitos séricos são expressos em miliequivalentes e miligramas.

TABELA:

Catiões	**Aniões**
Na^+	Cl^-
K^+	HCO_3^-
Ca^{++}	HPO_4^{2-}
Mg^{++}	

- O miliequivalente dos electrólitos indica a atividade química e não o seu peso.

TABELA:

Íon	**Peso (mg)**	**Equivalência(mEq)**
Na^+	23	1
K^+	39	1
Cl^-	35	1
Ca^{++}	40	2
Mg^{++}	24	2

- O peso dos iões pode ser diferente, mas as equivalências permanecem as mesmas de acordo com a sua carga iónica.
- A composição dos electrólitos difere em duas classes principais: o fluido extracelular e o intracelular.
- O sódio está mais presente no fluido extracelular e o potássio está mais presente no fluido intracelular[23] .

TABELA:

Iões	**Intravascular/plasma**	**Intersticial**	**Intracelular**
Na^+	142	145	1
K^+	5	4	141-150
Ca^{++}	5	3	2
Mg^{++}	2	1	27
Cl^-	104	116	1

HCO_3^-	27	30	10
HPO_4^{--}	2	2	100

FIGURA: Concentração de electrólitos no fluido extracelular e intracelular

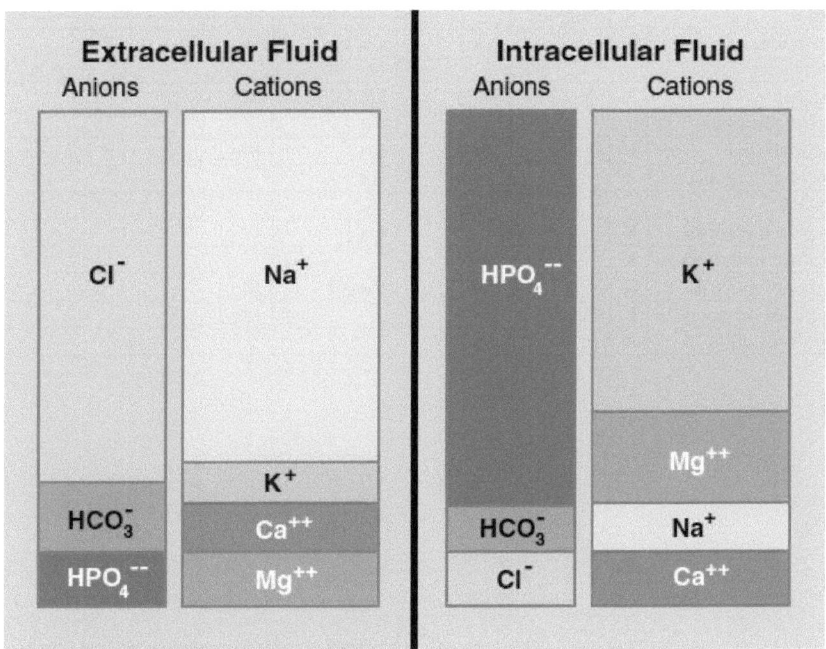

Desequilíbrios dos electrólitos associados a diversos problemas clínicos

Problema clínico	**Potássio**	**Sódio**	**cálcio**	**magnésio**	**Fósforo**
Vómitos e diarreia	K ↓	Na ↓	Ca ↓	Mg ↓	P ↓
Malnutrição	K ↓	Na ↓	Ca ↓	Mg ↓	P ↓
Anorexia nervosa	K ↓	Na ↓	Ca ↓	Mg ↓	P ↓
Fístula intestinal	K ↓	Na ↓		Mg ↓	P ↓
Cirurgia gastrointestinal	K ↓	Na ↓		Mg ↓	P ↓
Alcoolismo crónico	K ↓	Na ↓	Ca ↓	Mg ↓	P ↓
Falta de vitamina D			Ca ↓		
Hiperfosfatemia			Ca ↓		
Transfusão de sangue			Ca ↓		
Enfarte do miocárdio	K ↓	Na ↓		Mg ↓	
Insuficiência cardíaca	K ↓/N	Na ↑		Mg ↓/N	
Síndroma de Cushing	K ↓	Na ↑		Mg ↓	

Doença de Addison	K ↑	Na ↓			
Cetoacidose diabética	K ↑ K ↓(diurese)	Na ↓/↑	Ca ↓ ionizado	Mg ↑ Mg↓(diurese)	P ↑/N
Hiperparatiroidismo			Ca ↓		
Hipoparatiroidismo					
Insuficiência renal aguda	K ↑(oligúria) K ↓diurese)	Na ↑		Mg ↓	P ↑
Insuficiência renal crónica	K ↑	Na ↑	Ca ↑	Mg ↑	P ↑
Cancro	K ↓/↑	Na ↓	Ca ↑	Mg ↓	P ↓
Destruição óssea			Ca ↑		
Queimaduras	K ↓/↑	Na ↓	Ca ↓	Mg ↓	P ↓
Pancreatite aguda			Ca ↓		
SIADH		Na ↓			
Acidose metabólica	K ↑		Ca ↓		
Alcalose metabólica	K ↓				
Perda de potássio	K ↓	Na ↓	Ca ↓/↑	Mg ↓	
Poupador de potássio	K ↓/N	Na ↓		Mg ↓	
Inibidores da ECA	K ↑	Na ↓/N			

DESEQUILÍBRIOS DE POTÁSSIO

Introdução

O catião mais abundante nas células do corpo.

97% dos níveis de potássio do organismo encontram-se no fluido intracelular e 2-3% no fluido extracelular (abundante no trato gastrointestinal).

Favorece a condução e a transmissão dos impulsos neuronais.

Ajuda na contração dos músculos esqueléticos, cardíacos e lisos.

Mantém a osmolalidade intracelular juntamente com outros substitutos.

Para o metabolismo celular promove a ação enzimática.

A alcalose apresenta um défice de potássio e a acidose apresenta um excesso de potássio.

O nível sérico normal é de 3,5-5,3 mEq/L, a hipercalemia (>5,3 mEq/L) e a hipocalemia (<3,5 mEq/l).

20-120 mEq de potássio/dia são excretados pelos rins.

Mal armazenado no corpo (essencial), a ingestão diária é de 40-60 mEq.

As fontes alimentares são: legumes, frutas, frutos secos, nozes e carne.

80-90% do K do corpo^{+} é excretado pelos rins e 10-20% pelas fezes.

Os alimentos com elevado teor de sódio promovem a perda de K^{+} .

Fisiopatologia

- Os processos que envolvem a formação de novos tecidos são considerados anabolismo e os que provocam a degradação dos tecidos são catabolismo.
- A atividade anabólica resulta na influência do potássio nas células e a atividade catabólica causa o efluxo de potássio das células a nível celular.
- Assim, os traumatismos, a fome ou as doenças debilitantes provocam um elevado efluxo de potássio das células.
- A hipocaliemia ocorre quando os rins estão a funcionar e são excretados níveis elevados de potássio.
- Durante o exercício, a contração muscular faz com que as células percam potássio e igual quantidade de sódio entra nas células (presente no fluido extracelular).
- O potássio e o sódio têm um efeito oposto no fluido extracelular, dependendo da sua retenção ou excreção a um nível anormal.

- Com base na etiologia, pode haver perda ou retenção de potássio, sendo que ambas têm fisiopatologias diferentes.
- O nível hormonal influencia o nível de potássio sérico.
- O stress fisiológico ou psicológico pode provocar a libertação de uma quantidade excessiva de potássio que é excretada pelos rins.
- A aldosterona (hormona segregada pelos rins) causa retenção de sódio, cloreto e água, com aumento da excreção de potássio.
- A insulina promove a absorção de glicose e de potássio pelas células, causando uma diminuição do nível de potássio sérico.
- A insulina pode ser utilizada para tratar um estado hipercalémico ligeiro.
- Acredita-se que o glucagon aumenta o potássio sérico ao libertá-lo do fígado e dos músculos.
- A função renal também monitoriza o nível sérico de potássio, uma vez que uma função renal deficiente pode causar hipercalemia e um rim sem doença com baixa ingestão de potássio pode causar um estado hipercalémico[24] .

QUADRO - FISIOPATOLOGIA DOS DESEQUILÍBRIOS DE POTÁSSIO[81]

Desequilíbrio de potássio	**Fisiopatologia**
1. Perda de potássio	Perda de potássio celular Lesão dos tecidos: traumatismo, desnutrição Contração muscular: exercício contínuo ou extenuante Perdas gastrointestinais: vómitos, diarreia Influência hormonal A aldosterona promove a retenção de sódio e a excreção de potássio. A insulina promove a saída do potássio do ECF para o interior das células. Perda renal de potássio A função renal normal excreta o excesso de potássio do ECF.
2. Retenção de potássio	Disfunção renal A diminuição da função renal provoca uma acumulação de potássio no ECF, resultando em hipercalemia[25] .

Etiologia

- Devido à fraca capacidade do organismo para armazenar potássio, a ingestão alimentar deve ser adequada.
- Os idosos e os jovens tendem a perder potássio mais rapidamente do que os adultos saudáveis.
- A etiologia é diferente para a hipercalemia e o estado hipocalémico.

QUADRO: ETIOLOGIA DA HIPOCALIEMIA[79]

Etiologia	**Justificação**
1. Alterações alimentares Desnutrição, fome, alcoolismo, dietas desequilibradas, anorexia nervosa, dietas radicais.	Devido à fraca capacidade de armazenamento de potássio pelo organismo, uma ingestão inadequada e prolongada pode resultar num défice de potássio.
2. Perdas gastrointestinais Vómitos, diarreia, aspiração gástrica/intestinal, fístula intestinal, abuso de laxantes, bulimia, enemas.	O potássio é abundante no trato gastrointestinal; a perda de secreções gastrointestinais pode resultar num aumento da depleção de iões de potássio.
3. Perdas renais Diuréticos, insuficiência renal aguda, hemodiálise e diálise peritoneal.	80-90% do potássio é excretado pelos rins. Os diuréticos desempenham um papel importante por detrás do estado hipocalémico, os diuréticos perdedores de potássio [tiazidas, de ansa (teto alto), osmóticos].
4. Influência hormonal Esteróides, síndrome de Cushing, stress, toxicidade do alcaçuz, insulina.	Os esteróides como a cortisona e a aldosterona provocam a excreção de potássio e a retenção de sódio. O stress aumenta o nível de esteróides no corpo. A síndrome de Cushing consiste num aumento da produção da hormona adrenocorticotrófica. O alcaçuz tem ácido glicérico, tem um efeito semelhante ao da aldosterona. A insulina provoca a transferência de glucose e potássio do líquido extracelular para as células.
5. Danos celulares Traumatismos, lesões dos tecidos, queimaduras, cirurgia	As lesões celulares e teciduläres provocam um aumento da libertação de potássio no líquido intravascular, uma vez que este é necessário para reparar o tecido lesionado.
6. Equilíbrio ácido-base	A alcalose metabólica provoca a deslocação do potássio para o interior das células.
7. Drogas Epinefrina, descongestionantes, broncodilatadores e agonistas beta-adrenérgicos[26]	Estes medicamentos promovem a excreção de potássio.

QUADRO: ETIOLOGIA DA HIPERCALEMIA[80]

Etiologia	**Justificação**
1. Ingestão excessiva de potássio Potássio por via oral, como suplementos e substitutos do sal. Infusão intravenosa de potássio	A taxa de consumo de potássio superior à excreção aumenta o nível de potássio sérico. O débito urinário deve ser determinado antes da administração de suplementos de potássio.
2. Diminuição da função renal Insuficiência renal aguda Insuficiência renal crónica	A excreção de potássio faz-se principalmente através da urina, pelo que a oligúria e a anúria podem provocar a acumulação de potássio no plasma.
3. Desequilíbrio ácido-base Acidose metabólica	Na acidose, o ião H^+ desloca-se para o interior das células e o potássio para o exterior, provocando um aumento da concentração de potássio no soro.

4. Perfusão sanguínea antiga (1-3 semanas de idade)	Se o sangue armazenado envelhece, ocorre hemólise (degradação das hemácias) que provoca a libertação de potássio no líquido extracelular.
5. Deficiência hormonal Doença de Addison	A deficiência/redução da secreção da hormona adenocorticotrófica causa retenção de potássio e perda de sódio.
6. Pseudo-hipercalemia Hemólise Aplicação de torniquete, flebotomia, cerrar o punho.	As células sanguíneas rompidas libertam potássio para o FEC. Um torniquete demasiado apertado ou a extração rápida de sangue com uma agulha pequena (<21 gauge) pode elevar falsamente o nível de potássio na amostra de sangue.
7. Drogas Diuréticos poupadores de potássio Inibidores da ECA, bloqueadores beta	Estes medicamentos causam deficiência de aldosterona, promovendo a retenção de potássio. Estes medicamentos podem afetar o equilíbrio do potássio.
8. Alteração da função celular Lesão traumática grave	Devido ao facto de a perda de potássio por degradação ser superior à absorção celular de potássio, isto resulta num aumento da concentração de potássio no plasma[27].

Manifestações clínicas

- Pode ser determinado pelo nível de potássio sérico, traçados de eletrocardiograma (ECG/EKG) e sinais e sintomas específicos relacionados com o sistema gastrointestinal e cardíaco.
- Os défices de potássio abrandam a contração muscular, pelo que a contração do músculo esquelético e a atividade do músculo liso gastrointestinal são abrandadas.
- Devido à diminuição da motilidade gastrointestinal, pode resultar em ileus paralítico.
- O aumento do nível sérico de potássio pode causar parestesia (dormência, formigueiro) e aumentar a frequência cardíaca.
- Podem ser observadas disritmias cardíacas com um défice de potássio ligeiro a moderado.
- As alterações do ECG com hipocalemia apresentam-se com contração ventricular prematura, onda T plana ou invertida e segmento ST deprimido.
- O nível de potássio sérico > 6,0 mEq/L provoca a flacidez e a dilatação do miocárdio, resultando em disritmia auricular/ventricular.
- As alterações no ECG da hipercalemia surgem quando o nível se aproxima de >7,0 mEq/L.
- As alterações no ECG (hipercalemia) incluem ondas T estreitas e pontiagudas, complexo ORS alargado, segmento ST deprimido e intervalo PR alargado.
- Estas alterações resultam numa diminuição do débito cardíaco.

Quadro: manifestações clínicas dos desequilíbrios de potássio[77]

Envolvimento do corpo	hipocalemia	hipercalemia
1. Anomalias gastrointestinais	Anorexia, náuseas, vómitos, diarreia, distensão abdominal, diminuição do peristaltismo/doença silenciosa.	Náuseas, diarreia, cólicas abdominais.
2. Anomalias cardíacas	Disritmias, vertigens, paragem cardíaca quando grave.	Taquicardia, mais tarde bradicardia e finalmente paragem cardíaca.
3. ECG/EKG	Onda T plana ou invertida e segmento ST deprimido.	Pico de onda T estreita Intervalo QT encurtado Intervalo PR prolongado Intervalo QRS prolongado.
4. Anomalias renais	Poliúria	Oligúria ou anúria
5. Anomalias neuromusculares	Mal-estar, sonolência, fraqueza muscular, confusão, depressão mental, diminuição dos reflexos tendinosos profundos e paralisia respiratória.	Fraqueza, dormência ou sensação de formigueiro e cãibras musculares[28] .
6. Valores laboratoriais	<3,5 mEq/L	>5,3 mEq/L

Efeitos dos medicamentos no equilíbrio do potássio

- A classe de medicamentos diuréticos desempenha um papel importante no desequilíbrio do potássio.
- Os diuréticos dividem-se em dois tipos: os diuréticos poupadores de potássio e os diuréticos poupadores de potássio.
- A perda de potássio promove a excreção de K , Na^{++} e Cl^- através da urina, enquanto os medicamentos poupadores de potássio retêm K^+ mas excretam Na^+ e Cl^- .
- Hipocaliémia - laxantes, corticosteróides, antibióticos e diuréticos de perda de potássio.
- Hipercalemia - sal de potássio oral/IV, agentes do SNC, diuréticos poupadores de potássio, inibidores da ECA e bloqueadores beta.

Quadro: medicamentos que afectam o equilíbrio do potássio[78]

Desequilíbrio de potássio	Substâncias	Justificação
1. Hipocalemia (défice de potássio no soro)	Laxantes, enemas (hiperosmolares) Corticosteróides Cortisona	O abuso de laxantes pode causar depleção de potássio. Agente de permuta iónica

	Prednisona Kayexalate Alcaçuz Levodopa/L-dopa, lítio Antibiótico I Anfotericina B, polimixina B, gentamicina, neomicina, amicacina, tobramicina, cisplatina. Antibiótico II Bloqueadores alfa adrenérgicos insulina e glicose. Agonistas beta 2, terbutalina, albuterol, estrogénios, diuréticos poupadores de potássio.	Favorece a perda de potássio e a retenção de sódio. Trocar o ião potássio pelo sódio. Favorecem a excreção de potássio e a retenção de sódio. Promovem a perda de potássio através da urina. Efeito tóxico nos rins, diminuindo assim a reabsorção de potássio. A presença de iões não reabsorvíveis provoca a excreção de potássio. Estes agentes promovem o movimento do potássio para o interior das células, baixando assim os níveis séricos de potássio. Todos eles favorecem a perda de potássio.
2. Hipercalemia (excesso de potássio no soro)	Cloreto de potássio (oral/IV) Substitutos do sal de potássio, K penicilina, KPO_4 - enema. Inibidores da ECA Captopril, quinapril HCl, ramipril e outros. Antagonistas dos receptores da angiotensina II Loasartan potássico Bloqueadores beta adrenérgicos Propranolol, nadalol e outros. Digoxina Heparina (>10,000/L) Medicamentos imunossupressores Ciclosporina, tacrolimus, ciclofosfamida.	A ingestão ou infusão excessiva destes agentes pode causar um excesso de potássio. Causa hipoaldosteronismo resultando em aumento de potássio e diminuição de sódio com insuficiência renal. Diminuição da aldosterona causando diminuição do sódio e aumento do potássio. Diminuição da absorção celular de potássio, sódio e da função ATPase. A sobredosagem pode provocar um excesso de potássio. Diminuir a produção de aldosterona. Produção de aldosterona que provoca uma diminuição da

	<u>AINES</u> Ibuprofeno, indometacina e outros. <u>Succinilcolina</u> (intravenoso) <u>Agentes do sistema nervoso central</u> Barbitúricos, sedativos, estupefacientes, herona, anfetaminas. <u>Diuréticos poupadores de potássio</u>	excreção de potássio e um aumento da perda de sódio[29] . Prejudicam a homeostase do potássio e bloqueiam a absorção celular de potássio. Permitem a fuga de potássio para fora das células. Provoca necrose e transferência celular de potássio das células para o soro. Reduzir a excreção de potássio.

Considerações clínicas

- O potássio oral deve ser tomado com alimentos/fluidos, uma vez que é irritante para a mucosa gástrica e pode causar úlcera gástrica.
- A hipocalemia ligeira (3,4 mEq/L) pode ser tratada/evitada através do consumo de alimentos ricos em potássio, como frutos frescos, frutos secos, sumos de fruta, legumes, carne, frutos secos.
- O potássio intravenoso em bolus nunca deve ser transfundido, pois pode causar paragem cardíaca (deve ser diluído).
- Dose normal de potássio IV, 20-40 mEq/L de fluido a cada 8 horas.
- O uso prolongado de potássio intravenoso pode causar flebite.
- Se o débito urinário for inferior a 400 ml/dia, o potássio não deve ser administrado (80-90% do potássio é excretado na urina).
- O desequilíbrio do potássio está associado a um desequilíbrio ácido-base. A alcalose causa hipocalemia e a acidose causa hipercalemia.
- O défice de potássio pode causar toxicidade por digitálicos.
- Aumentar o nível de potássio sérico para > 4,0 mEq/L pode ajudar a baixar a tensão arterial e reduzir o risco de acidente vascular cerebral e doenças cardiovasculares.
- Uma dieta rica em sódio pode causar um aumento da perda urinária de potássio.
- O magnésio é um cofator para a absorção de potássio. Os casos de défice de magnésio são refractários ao tratamento da deficiência de potássio[30] .

Gestão de doentes

- É necessária uma intervenção imediata se o nível de potássio sérico for inferior a 3,0 mEq/L ou superior a 5,8 mEq/L.

- No caso de doentes com hipocalemia preventiva ou ligeira (3,3-3,4 mEq/L), é recomendada uma terapêutica de substituição oral de potássio.
- O potássio é irritante para o trato gastrointestinal e deve ser ingerido com 6-8 onças de líquido.
- O KCl intravenoso é sugerido para défices de potássio moderados a graves (<3,2 mEq/L).
- O KCl nunca deve ser diluído em bolus ou injetado por via intravenosa, pois pode provocar paragem cardíaca.
- Os níveis séricos de Mg, Cl e proteínas devem ser verificados num doente hipocalémico, uma vez que o seu nível normal é necessário para a utilização do potássio no organismo.
- A intervenção temporária para a hipercalemia inclui a utilização de bicarbonato de sódio, insulina e infusão de glucose.
- Inicialmente, estes medicamentos fazem com que o potássio volte a entrar nas células, mas as doses repetidas não são eficazes.
- O gluconato de cálcio pode ser apresentado para diminuir o efeito antagónico do excesso de potássio no miocárdio quando ocorrem perturbações cardíacas devido a hipercalemia.
- Hipercalemia grave (>6,8 mEq/L), pode ser administrada resina de permuta catiónica de poliestireno sulfonato (kayexalato) com sorbitol para induzir diarreia.
- Enema de retenção para administrar kayexalate e sorbitol por via rectal[76] .

QUADRO: SUBSTITUTOS ORAIS DO POTÁSSIO[74]

Preparação	Medicamentos
1. Líquido	• Cloreto de potássio 10% = 20 mEq/15 mL; 20% =40 mEq/15 mL • Kay Ciel (cloreto de potássio) • Kaochlor 10% (cloreto de potássio) • Kaon Cl 20 (cloreto de potássio) • Triplex de potássio (acetato de potássio, bicarbonato, citrato)
2. Comprimido/cápsula	• Cloreto de potássio (comprimido com revestimento entérico) • Kaon-plain (gluconato de potássio) • Kaon Cl (cloreto de potássio) • Slow K (cloreto de potássio-8 mEq) • Kaochlor (cloreto de potássio) • K-Lyte-plain (comprimido efervescente de bicarbonato de potássio) • K-Lyte/Cl (cloreto de potássio)

QUADRO: MEDIDAS DE CORRECÇÃO DA HIPERCALEMIA[75]

Métodos de tratamento	**Justificação**
1. Restrição de potássio	A restrição da ingestão de potássio diminui lentamente o nível sérico. Para uma hipercalemia ligeira (níveis de K ligeiramente elevados), ou seja, 5,4-5,6 mEq/L, a restrição de potássio é normalmente eficaz.
2. Bicarbonato de sódio intravenoso (NaHCO)3	Ao elevar o nível de pH, o potássio volta a entrar nas células, baixando assim o nível sérico. Trata-se de um tratamento temporário.
3. Gluconato de cálcio a 10%	O cálcio diminui a irritabilidade do miocárdio resultante da hipercalemia. É um tratamento temporário e não promove a perda de K. *Cuidado:* A administração de cálcio a um doente que esteja a tomar digoxina pode causar toxicidade digitálica[31] .
4. Insulina e glucose (10-50%)	A combinação de insulina e glucose leva o potássio de volta às células. Trata-se de um tratamento temporário, eficaz para Aproximadamente 6 horas, e nem sempre é tão eficaz quando repetido.
5. Kayexalate (poliestireno de sódio e sorbitol 70%)	O kayexalato é utilizado como permutador de catiões para a hipercalemia grave e pode ser administrado por via oral ou rectal. As dosagens aproximadas são as seguintes: <u>Oralmente:</u> Kayexalate-10-20 g, 3 a 4 vezes por dia Sorbitol 70%-20 mL com cada dose <u>Por via rectal:</u> Kayexalate-30-50 g Sorbitol 70%-50 mL; misturar com 100-150 mL de água (Enema de retenção-20-30 minutos)

Intervenções

<u>Hipocalemia</u>

- Monitorizar os sinais vitais e os resultados do ECG.
- Monitorizar os valores de potássio sérico. Comunicar níveis de potássio sérico inferiores a 3,5 mEq/L.
- Diluir os suplementos orais de potássio em pelo menos 6-8 onças de água ou sumo. O potássio concentrado é irritante para a mucosa gástrica.
- Verificar o local de infusão quanto a flebite ou infiltração quando o KCl é administrado por via intravenosa. NUNCA administrar potássio por via intravenosa em bolus ou IV push.
- Verificar as tiras de ECG para detetar alterações que denotem hipocalemia ou hipercalemia.
- Avaliar os sinais vitais e o débito urinário. Comunicar os resultados anormais.
- Avaliar os sinais e sintomas de toxicidade dos digitálicos, ou seja, náuseas, vómitos, anorexia, bradicardia e disritmias, quando um doente está a receber um diurético de perda de potássio e/ou esteróides com digoxina. A hipocalemia aumenta a ação da digoxina.

Hipercalemia

- Monitorizar os sinais vitais e as tiras de ECG. Comunicar resultados anormais. A presença de uma onda T pontiaguda, de um complexo QRS largo e de um intervalo P-R prolongado é indicativa de hipercalemia.
- Monitorizar os níveis de potássio sérico. Comunicar valores superiores a 5,3 mEq/L.
- Monitorizar o débito urinário diário. Comunicar um débito urinário inferior a 250 ml por 8 horas.
- Regular o caudal intravenoso com uma solução que contenha
- potássio, de modo a que não sejam administrados mais de 10 mEq de KCl por hora.
- Administrar sangue fresco (transfusão de sangue) a um doente com hipercalemia. Quando o sangue tem 2-3 semanas, o potássio sérico desse sangue pode ser muito elevado, aumentando assim o risco de hipercalemia grave.
- Monitorizar os tratamentos médicos para a hipercalemia. Saber que tratamentos correctivos são utilizados para a hipercalemia ligeira, moderada e grave.
- Reconhecer que os inibidores da ECA, os bloqueadores beta e os diuréticos poupadores de potássio aumentam os níveis séricos de potássio e devem ser monitorizados nos idosos e nas pessoas com insuficiência renal[32] .

Avaliação/resultados

- Confirmar que a causa do desequilíbrio de potássio foi corrigida.
- Avaliar o efeito do regime terapêutico na correção do desequilíbrio de potássio; níveis séricos de potássio dentro dos limites normais.
- Não apresenta sinais e sintomas de hipocalemia ou hipercalemia; o ECG, os sinais vitais e o tónus muscular são normais em termos de padrão, amplitude e tónus.
- A dieta inclui alimentos ricos em potássio enquanto o doente está a tomar medicamentos que promovem a perda de potássio.
- O débito urinário é adequado: 600 mL/dia.
- Documentar o cumprimento da terapia medicamentosa prescrita e do regime médico e dietético[32]

Desequilíbrios de sódio e cloreto

Introdução:

- Principais catiões e aniões no fluido extracelular.
- Os níveis no organismo são regulados pelos rins e influenciados pela hormona aldosterona.
- O sódio tem um papel importante na retenção de água e na manutenção da osmolalidade sérica.
- Concentração normal de sódio no LCR: 135-146 mEq/L
- Nível normal de cloreto no soro: 95-108 mEq/L
- Um nível excessivo de cloreto é hiperclorémia e um nível baixo é hipoclorémia.
- O sódio é importante para a atividade neuromuscular e para a ação da bomba de sódio e potássio.
- O cloreto desempenha um papel importante na manutenção da acidez dos sucos gástricos.
- O sódio e o cloreto ajudam a regular o equilíbrio ácido-base.

- As necessidades dietéticas normais de sódio e cloreto são de 2-4 gm e 3-9 gm por dia, respetivamente.
- As fontes de sódio e cloreto são o bacon, a carne enlatada, o fiambre, as batatas fritas, os pickles, as azeitonas, o sumo de tomate, o cubo de carne, o café descafeinado, o queijo, o leite, o caranguejo, o peixe e as tâmaras.
- O sódio e o cloreto são excretados principalmente pelos rins, mas também são excretados através das secreções gastrointestinais e do suor[33] .

Função do sódio e do cloreto

Sódio:

- Ajuda na transmissão e condução dos impulsos nervosos.
- Responsável pela osmolalidade dos fluidos vasculares.
- Regulação dos fluidos corporais.
- Desempenham um papel importante na ação de bombeamento do sódio com outros electrólitos importantes.
- Regular o equilíbrio ácido-base.

Cloreto:

- Juntamente com o sódio, ajuda a manter a osmolalidade sérica (tonicidade) do FEC.
- Ajuda na retenção de água.
- Manter o equilíbrio ácido-base.
- Combina-se com o ião hidrogénio para formar ácido clorídrico no estômago.

Fisiopatologia

Hiponatremia:

- Perda de sódio através de secreções gastrointestinais, suor ou rins.
- A deficiência de potássio celular provoca uma deslocação do sódio para o interior das células.
- A libertação excessiva de ADH (SIADH) causa retenção de água e diluição do sódio.

Hipernatremia:

- Excesso de secreção de aldosterona ou cortisol.
- Ingestão excessiva de sódio.
- A diminuição do nível de sódio provoca o movimento da água para os tecidos cerebrais, resultando num aumento da pressão intracraniana.
- Pode haver um desequilíbrio ácido-base se houver perda de sódio e cloreto do trato gastrointestinal.

- A disfunção renal causa retenção de sódio e água, o que resulta na diluição do sódio.
- O défice de sódio provoca uma diminuição da ação da bomba de sódio, causando uma diminuição da atividade celular.
- A hipersecreção adrenal pode causar um aumento do nível de sódio no soro.
- O estado hipernatrémico aumenta a ação da bomba de sódio, resultando em irritabilidade celular que, por fim, provoca uma diminuição da atividade celular[34] .

Três tipos de hiponatremia

- Hiponatremia hipo-osmolar
- Hiponatremia iso-osmolar
- Hiponatremia hiperosmolar
- A osmolalidade sérica indica o tipo atual de hiponatremia.
- O intervalo normal para o sódio na urina de 24 horas é de 40-220 mEq/L.

QUADRO Desequilíbrios de fluidos, hiponatremia e condições associadas[73]

Desequilíbrios de volume de fluidos	**Condições associadas**
1. Hiponatremia hipovolémica	Diuréticos, hipoaldosteronismo, vómitos, diarreia, aspiração gástrica, queimaduras, peritonite.
2. Hiponatremia euvolémica	Síndrome de ADH inapropriada (SIADH), dor, estado pós-operatório, deficiência de cortisol, polidipsia psicogénica, diminuição da ingestão de solutos.
3. Hiponatremia hipervolémica	Insuficiência cardíaca, cirrose hepática, síndrome nefrótica, insuficiência renal aguda e crónica.

- Para tratar a causa da hiponatremia, os estados de volume corporal também são considerados.
- Os desequilíbrios do volume de fluidos associados à hiponatremia são hipovolémicos (diminuição do volume), euvolémicos (volume normal) e hipervolémicos (aumento do volume).
- O teste pontual de sódio na urina é <30 mEq/L- hipervolémico ou hipovolémico e se for >30 mEq/L- euvolémico.

Gestão clínica

- As necessidades diárias de sódio são de 2-4gms
- 1 colher de sopa de sal de mesa tem 2,3 gm de Na.
- O aumento do sódio provoca retenção de água, resultando num aumento do fluido extracelular.
- Nos casos de hiponatremia (soro <130 mEq), pode ser administrado soro fisiológico.
- Sódio sérico <130 mEq/L - solução salina normal (0,9% NaCl)
- Sódio sérico <115 mEq/L - solução salina a 3%.
- Os doentes que recebem solução salina a 3% devem ser cuidadosamente monitorizados para detetar sobrecarga de fluidos e edema pulmonar.

- A restrição de sal deve ser aplicada se o consumo de sal do doente for elevado.
- A hiponatremia associada à insuficiência cardíaca deve ser prescrita medicamente[35] .

Considerações clínicas:

- A hiponatremia é a principal causa de distúrbio eletrolítico que ocorre em doentes hospitalizados e tem etiologia múltipla, como insuficiência cardíaca, cirurgia oncológica e administração de medicamentos.
- Osmolalidade sérica (mOsm/kg) = 2 X Na sérico + BUN/3 + GLUCOSE/18
- GAMA NORMAL : 280-295 mOsm /kg
- O sódio provoca retenção de água, resultando em edema.
- Os vómitos provocam perdas de sódio e de cloreto, a diarreia provoca perdas de cloreto de sódio e de bicarbonato.
- Novo tratamento para hiponatremia - exemplo de antagonista da arginina vasopressora (AVP) conivaptan. Actua promovendo a excreção de água.
- A bomba de sódio provoca a deslocação do sódio para o interior das células, causando despolarização, enquanto que quando o potássio se desloca para o interior das células e o sódio sai, ocorre a repolarização. Ajuda na condução dos impulsos nervosos.
- A administração contínua de solução salina pode causar perda de cálcio.
- Os doentes com insuficiência cardíaca ou cirrose hepática têm normalmente hiponatremia hipervolémica.

QUADRO: Manifestações de desequilíbrios de sódio[36]

Envolvimento do corpo	Hiponatremia	Hipernatremia
1. Anomalias gastrointestinais	Náuseas, vómitos, diarreia, cólicas abdominais.	Náuseas, vómitos, anorexia, língua seca e áspera.
2. Anomalias cardíacas	Taquicardia, hipotensão	Taquicardia
3. Anomalias do sistema nervoso central	Dores de cabeça, afrontamento, letargia, confusão, depressão, convulsões.	Inquietação, agitação, estupor, temperatura corporal elevada.
4. Anomalias neuromusculares	Fraqueza muscular	Tremores musculares, tremores, hiperflexia.
5. Alterações tegumentares	Pele seca, mucosas pálidas e secas.	Pele ruborizada e seca, mucosa pegajosa.
6. Valores laboratoriais Sódio sérico Sódio na urina Gravidade específica Osmolalidade sérica	 <135 mEq/L <1.008 <280 mOsm/Kg	 <146 mEq/L <40 mEq/L >1.025 >295 mOsm/Kg

QUADRO: Manifestações de desequilíbrios de cloretos

Envolvimento do corpo	Hipocloremia	Hipercloremia
1. Anomalias neuromusculares	Hiperexcitabilidade dos nervos e dos músculos (tremores, contracções).	Fraqueza, letargia, inconsciência (mais tarde).
2. Anomalias respiratórias	Respiração lenta e pouco profunda.	Respiração profunda, rápida e vigorosa.
3. Anomalias cardíacas	Diminuição da pressão arterial, com perdas graves de Cl e ECF.	
4. Valores laboratoriais (Meq/L)	<95 Meq/L	>108 Meq/L

QUADRO: Medicamentos que afectam o equilíbrio do sódio[71]

Desequilíbrio de sódio	Drogas	Justificação
1. Hiponatremia (défice de sódio sérico)	Diuréticos Lítio Antineoplásicos/anticancerígenos Vincristina, ciclofosfamida, cisplatina Antipsicóticos Amitriptilina, tioridazina, tiotexina, tranilaypromina Antidiabéticos Clopropamida, tolbutamida Depressores do SNC Morfina, barbitúricos, ibuprofenos, nicotina, clonidina	Provoca a excreção de sódio Favorece a perda urinária de sódio Todos estes fármacos estimulam a libertação de ADH, provocam hemodiluição e diminuem o nível de sódio.
2. Hipernatremia	Corticosteróides Cortisona, prednisona Solução salina hipertónica Salicilato de sódio, fosfato de sódio, bicarbonato de sódio, medicamentos para a tosse Antibióticos Azocilina Na, Penicilina Na Carbencilina, ticarcilina de sódio Anfotericina-B, demeclociclina, propoxifeno Lactulose	Favorece a retenção de sódio e a excreção de potássio. Provoca um excesso de sódio. O sal de sódio no medicamento aumenta a absorção do medicamento. Troca de iões Favorecer a perda urinária de água sem sódio. Perda de água em excesso de sódio através do trato gastrointestinal.

Gestão de doentes

Obter uma história detalhada, incluindo os factores de alto risco para a diminuição e o aumento dos níveis séricos de sódio e cloreto

Avaliar os sinais e sintomas de hiponatremia ou hipernatremia.

Obter o nível sérico inicial de sódio e cloreto para comparação futura.

A osmolalidade sérica < 280 mOsm/kg indica hiponatremia e > 295 mOsm/kg indica hipernatremia[72] .

Intervenções

Hiponatremia

Monitorizar o nível sérico de sódio e de cloreto; o défice de sódio devido a perdas GI pode necessitar de reposição de cloreto.

Os estados hipervolémicos causados por insuficiência cardíaca podem indicar pseudo-hiponatremia.

Manter um registo do débito e da entrada, uma vez que a ingestão excessiva de água pode causar hiponatremia e hipocloremia relacionadas com a hemodiluição.

Observar alterações nos sinais vitais (frequência de pulso), a hipovolemia que induz hiponatremia pode apresentar sintomas semelhantes aos do choque[37] .

Hipernatremia

instruir o doente para evitar alimentos ricos em sal.

Monitorizar o nível de sódio sérico. Examinar as crepitações torácicas e as extremidades inferiores.

Deve ser registada a história detalhada dos medicamentos, uma vez que certos medicamentos têm a propriedade de reter sódio, como já foi referido anteriormente.

Hipocloremia e hipercloremia

Monitorizar os gases sanguíneos arteriais em casos de desequilíbrio ácido-base.

A acidose metabólica ocorre com a hiperclorémia e a hipoclorémia causa acidose metabólica.

Avaliação/resultados

- Confirmar que a causa dos desequilíbrios de sódio e cloreto foi corrigida ou controlada.
- Avaliar o efeito do regime terapêutico na correção do desequilíbrio de sódio e cloreto, com registo periódico dos níveis de sódio e cloreto.
- Não apresentar sinais e sintomas de hiponatremia e hipernatremia.
- Verificar os desequilíbrios de fluidos que não estão a contribuir para os desequilíbrios de sódio e cloreto; o doente não está desidratado nem sobre-hidratado.

- Determinar se o débito urinário tem sido adequado, >600 ml/dia.

Desequilíbrios de cálcio

Introdução

- 99% do cálcio está combinado com o fósforo e concentra-se nos dentes e nos ossos, 1% no ECF e no ICF.
- Funciona na atividade neuromuscular, mantendo a contração e a permeabilidade celular, promove a permeabilidade celular, promove a coagulação sanguínea e a formação de dentes e ossos.
- Níveis séricos normais, cálcio - 4,5-5,5 mEq/L, cálcio ionizado - 2,2-2,5 mEq/L, fisiologicamente ativo - 4,25-5,25 mg/dL.
- Cerca de 200mg/dia é a quantidade de cálcio excretada diariamente na urina.
- Cerca de 800 mg de cálcio é a necessidade diária do corpo
- São excretados - "200 mg por dia através da urina, 200 mg por dia através da bílis e outro como secreção pancreática e intestinal (feaces)."
- A diminuição do nível de cálcio é hipocalcemia e o aumento do nível de cálcio é hipercalcemia.
- A acidose provoca um aumento do nível sérico de iCa, uma vez que este se liberta das proteínas séricas.
- A alcalose resulta na ligação do Ca à proteína, resultando na diminuição do iCa.
- A vitamina D é avaliada para a absorção de Ca pelo trato gastrointestinal e o anião fósforo (P) inibe a absorção[38] .

Hormona paratiroideia (PTH)

- Aumenta o teor de cálcio no soro, favorecendo a libertação de cálcio dos ossos.
- A calcitonina diminui o nível de cálcio sérico, depositando-o no osso.

Função do cálcio

- Mantém a atividade nervosa e muscular normal, ajudando na transmissão dos impulsos nervosos e na contração dos músculos esqueléticos.
- Desempenham um papel importante na contração do músculo cardíaco (miocárdio)
- Mantém a permeabilidade celular normal, a hipercalcemia, diminui a permeabilidade celular e a hipocalcemia aumenta.
- Ajuda na coagulação do sangue ao converter a protrombina em trombina.
- Ajuda na formação de ossos e dentes fortes.

Fisiopatologia

- O nível sérico de Ca <4,5mEq/L / 9mg/dl é conhecido como hipocalcemia.
- O nível sérico de Ca >5,5mEq/L /11mg/dl é conhecido como hiperglicemia.
- Os músculos e os nervos são afectados pela hipocalcemia.

QUADRO: Fisiopatologia dos desequilíbrios do cálcio[39]

Desequilíbrio de cálcio	**Característica**	**Fisiopatologia**
1. Hipocalcemia	Hormona paratiroideia	A diminuição do nível de PTH inibe a libertação de cálcio.
	Neuromuscular	Excitabilidade dos músculos esquelético, liso e cardíaco.
	Osso	Um défice prolongado de cálcio sérico conduz à osteoporose.
	Tempo de coagulação	Um défice acentuado de cálcio sérico prejudica o tempo de coagulação e a formação do coágulo. Uma diminuição da coagulação sanguínea resulta em hemorragias.
	Eletrólito: magnésio	O défice de magnésio resulta numa diminuição da libertação da hormona paratiroideia, o que provoca um défice de cálcio.
2. Hipercalcemia	Gastrointestinal	A hipercalcemia diminui o peristaltismo e a motilidade gastrointestinal. O cálcio elevado provoca uma secreção excessiva de HCL e de enzimas gástricas.
	Cardíaco	Um excesso de cálcio diminui a atividade cardíaca. Podem ocorrer disritmias, bloqueio cardíaco e alterações no ECG/EKG.
	Alterações celulares	A hipercalcemia diminui a permeabilidade celular.
	Ossos	A imobilização prolongada e a doença maligna causam perda de cálcio ósseo.

Etiologia

- A hipoalbuminia pode provocar uma diminuição do nível de cálcio sérico total, mas o nível de cálcio ionizado pode ser normal
- A hipomagnesemia inibe a PTH, provocando uma diminuição do nível de cálcio no sangue.
- A administração de soro fisiológico promove a administração renal de cálcio.
- O calcitriol aumenta a absorção de cálcio do intestino e a sua deficiência pode levar a hipocalcemia.
- 10-20% dos doentes com neoplasias malignas apresentam hipercalcemia.
- 80-90% dos doentes ambulatórios com hiperparatiroidismo sofrem de hipercalcemia.
- Os diuréticos tiazídicos promovem a retenção de cálcio e a ansa provoca a perda de cálcio.

QUADRO: ETIOLOGIA DOS DESEQUILÍBRIOS DE CÁLCIO[40]

DESEQUILÍBRIOS DE CÁLCIO	ETIOLOGIA	JUSTIFICATIVA
1. Hipocalcemia	Alterações alimentares Dieta com diminuição de cálcio, vitamina D ou proteínas Diarreia crónica Hipoalbuminemia Disfunção renal (insuficiência renal) Influência hormonal e electrolítica Diminuição do nível de PTH Aumento do fósforo sérico Desequilíbrio de magnésio Aumentar a calcitonina Aglutinantes ou quelantes de cálcio Transfusão de sangue citratado Alcalose hiperalbuminemia	A vitamina D ajuda na absorção do cálcio. A diminuição das proteínas inibe a utilização do cálcio pelo organismo. Diminuição da absorção de cálcio. Nível baixo de cálcio sérico total. Causa retenção de fósforo e cálcio e a falta de PTH causa diminuição da absorção renal de cálcio. Ajuda a aumentar o nível de cálcio no sangue. O uso excessivo de laxantes de fosfato diminui a retenção de cálcio. A secreção de PTH é inibida. Aumenta a deposição de cálcio nos ossos. O sangue citratado liga-se ao cálcio e provoca uma diminuição do cálcio ionizado (livre). Aumenta a ligação das proteínas ao cálcio.

		Aumento do nível de cálcio sérico total, mas diminuição do nível de cálcio livre/ativo.
2. Hiperglicemia	Alterações alimentares (suplementos de cálcio) Deficiências renais (diuréticos de tiazida) Destruição celular Fratura óssea, imobilidade ou doenças malignas Influência hormonal e medicamentosa Aumento da hormona paratiroideia Diminuição do fósforo sérico Terapia com esteróides	O uso excessivo de suplementos de cálcio e antiácidos aumenta o nível de cálcio sérico. Diminuição da excreção de cálcio. Estas condições promovem a perda de cálcio do osso. O hiperparatiroidismo aumenta a PTH, o que resulta num aumento do nível de cálcio no sangue. Faz com que o rim iniba a excreção de cálcio. Diminuição do cálcio ósseo.

Manifestações clínicas

- Tetania
- Sinal positivo de Chvostek e sinais de Trousseau.
- Sinal de Chvostek - a face é tocada sobre o nervo facial (2 cm antes do lóbulo da orelha), positivo quando o músculo facial se contrai.
- Sinal de Trousseau - insuflar uma braçadeira de pressão arterial (20-30 mm hg) no braço para contrair a circulação e um sinal de Trousseau positivo indica espasmo carpopedal dos dedos e das mãos no espaço de 1-5 minutos.

Quadro : Manifestações clínicas dos desequilíbrios de cálcio[41]

Factores	**Hipocalcemia**	**hipercalcemia**
1. Anomalias do SNC e musculares	Ansiedade, irritabilidade Tetania - tremores à volta da boca, formigueiro e dormência dos dedos, espasmo carpopedal, contracções espasmódicas, espasmo laríngeo, convulsão, cãibras abdominais e musculares.	Depressão e falta de entusiasmo Músculos flácidos
2. Sinal de Chvoslek	Positivo	
3. Placa do enxoval	Positivo	
4. ECG/EKG	Segmento ST alongado Intervalo QT prolongado	Segmento ST diminuído ou diminuído. Intervalo QT encurtado.

5. Anomalias sanguíneas	Coagulação sanguínea deficiente devido a uma diminuição da protrombina.	
6. Anomalias esqueléticas	A fratura ocorre se o défice persistir.	Dor profunda com fracturas patológicas devido ao adelgaçamento dos ossos.
7. Anomalias renais		Coli renal devido à deposição de cálcio
8. Valores laboratoriais Ca sérico Ca sérico ionizado Ca sérico Ca sérico ionizado	 <4,5 mEq/L <2,2 mEq/L <9,0 mg/dl <4,25 mg/dl	 >5,5 mEq/L >2,5 mEq/L >11,0 mg/dl >5,25 mg/dl

Gestão clínica

- Os doentes hipocalcémicos necessitam de um suplemento oral e de cálcio intravenoso diluído em 5% D_5 W.
- O cálcio não é diluído em solução salina normal, uma vez que o sódio promove a perda de cálcio.
- O carbonato de cálcio forma dióxido de carbono que provoca perturbações gastrointestinais.
- Os suplementos de cálcio devem conter vitamina D para uma melhor absorção e devem ser consumidos 30 minutos antes das refeições.
- A hipercalcemia necessita de uma expansão do volume de fluidos para aumentar a excreção renal de cálcio.
- A solução normal ajuda na expansão do volume e diminui a reabsorção de cálcio nos túbulos proximais dos rins.
- O sódio promove a perda de cálcio e o Lasix (furosemida) ajuda a diminuir a sobrecarga de fluidos.
- Os tumores malignos ósseos destroem o osso que liberta cálcio.
- Cancros como o do pulmão, da mama, do ovário, da próstata, do sangue e do trato gastrointestinal causam habitualmente hipercalcemia.
- O antibiótico antitumoral plicamicina inibe a ação da PTH, o que resulta numa diminuição do nível de cálcio sérico.

Tabela: Preparação comum de cálcio [42]

Nome	Forma do medicamento	Dose do medicamento
Oral Carbonato de cálcio Nitrato de cálcio Lactato de cálcio Gluconato de cálcio	 650-1500 mg Tab 950 mg Tab 325-650 mg Tab 500-1000 mg Tab	 400 mg/g 211 mg/g 130 mg/g 90 mg/g
Intravenosa Cloreto de cálcio Gluceptato de cálcio Gluconato de cálcio	 10 mL Amp 5 mL Amp 10 mL Amp	 272 mg/g 90 mg/g 90 mg/g

Quadro: tratamento clínico da hipocalcemia

Gravidade da hipocalcemia	Gestão
Suave	• Sais de cálcio e vitamina D por via oral (12 horas) • Gluconato de cálcio IV a 10% em solução D_5 W, administrar lentamente 1-3 ml/min (10ml).
Moderado	• Gluconato de cálcio a 10% IV em solução D_5 W (20-30 ml) a 100 ml/min.
Grave	• Gluconato de cálcio a 10% (100 ml) IV em D_5 W durante 4 horas.

Tabela: Tratamento da hipercalcemia[43]

Gravidade	Gestão
Ligeiro-moderado (11-14 mg/dL)	• 0,9% NaCl • Diuréticos de ansa • ex.: furosemida (Lasix)
Grave (>14 mg/dL)	• 0,9% NaCl • Diuréticos de ansa • Calcitonina 4 U/kg, SC • Corticosteróides • Antibióticos antitumorais

Tabela: Medicamentos e seus efeitos nos desequilíbrios de cálcio [44]

Desequilíbrios de cálcio	Drogas	Justificação
Hipocalcemia	Toxicidade do sulfato de magnésio, propacil, colchicina, plicamicina, citrato de sódio. Aspirina, acetazolamida, anticonvulsivantes, glutetimida, estrogénios, aminoglicosídeos. Preparação de fosfatos: oral, enema e IV, fosfato de sódio e de potássio. Corticosteróides: cortisona, prednisona, diuréticos de ansa (furosemida/Lasix).	Inibem a secreção de PTH, resultando na diminuição do nível de cálcio sérico. Após o metabolismo da vitamina D, necessária para a absorção do cálcio. Aumento do nível de fósforo que diminui o nível de cálcio sérico. Diminuem a mobilização de cálcio e inibem a absorção de cálcio.
Hipercalcemia	Sais de cálcio e vitamina D Lípidos IV Androgénios, kayexalato, diuréticos, tiazidas.	O excesso pode causar um aumento do nível sérico de Ca. Os lípidos aumentam o nível de cálcio. Podem induzir hiperglicemia.

Considerações clínicas

- A vitamina D é essencial para a absorção de cálcio no intestino.
- Os sais de cálcio orais com vitamina D devem ser administrados 30 minutos antes das refeições para aumentar a absorção gastrointestinal.
- A diluição do cálcio com soro fisiológico é proibida, uma vez que o sódio provoca a perda de cálcio. O fluxo sugerido para a solução de cálcio é de 1-3 ml/min.
- O cloreto de cálcio pode provocar a descamação dos tecidos subcutâneos.
- A toxicidade dos digitálicos pode ocorrer em doentes a tomar digoxina com níveis elevados de cálcio.
- Os diuréticos de alça diminuem o cálcio sérico, os esteróides tiazídicos diminuem os níveis de cálcio sérico.

Gestão de doentes

- Obter uma história detalhada para identificar a etiologia dos desequilíbrios de cálcio.
- Avaliar os sinais e sintomas, por exemplo, a tetania é um sintoma num doente hipocalcémico (grave).
- Obter o nível inicial de cálcio sérico para comparação após o tratamento.
- Exame do ECG/EKG para detetar alterações em relação ao normal.
- Determinar o estado ácido-base no doente hipocalcémico. O estado acidótico ioniza o cálcio e este pode ser utilizado pelo organismo.
- Obter uma história clínica pormenorizada dos medicamentos para excluir um desequilíbrio de cálcio induzido por medicamentos.
- Verificar se os sinais de Chvostek e de Trousseau são positivos para um doente hipocalcémico[45] .

Intervenções

Hipocalcemia

- Monitorizar o nível de cálcio sérico, os sinais vitais e o ECG para detetar alterações.
- Algumas soluções intravenosas que contêm cálcio podem causar descamação do tumor subcutâneo.
- O suplemento oral de cálcio deve ser administrado 30 minutos antes da refeição para melhorar a absorção intestinal.
- Diluir gluconato de cálcio a 10% em D_5 W e não em solução salina normal e administrar a 1-3 ml/min.
- Ensinar o doente a considerar alimentos ricos em cálcio e uma dieta rica em proteínas.
- Explicar as desvantagens da utilização contínua de antiácidos.
- Verificar o tempo de hemorragia prolongado ou o tempo de coagulação aumentado em doentes com hipocalcemia[70] .

Hipercalcemia

- Monitorizar o nível de cálcio sérico, o ECG e os sinais vitais para detetar quaisquer alterações.
- A fisioterapia deve ser aconselhada para evitar a imobilização dos ossos.
- Verificar a toxicidade dos digitálicos em doentes que consomem digoxina com um nível elevado de cálcio sérico.

- Os doentes com hipercalcemia devem manter uma hidratação adequada para evitar a formação de cálculos renais.
- Evitar alimentos ricos em cálcio.
- Aconselhar o doente a consumir alimentos e sumos ácidos que aumentam a acidez da urina, tornando o cálcio solúvel e evitando a formação de cálculos.
- Os diuréticos de alça são indicados para aumentar a excreção de cálcio[46] .

Avaliação/resultados

- Avaliar a causa do desequilíbrio de cálcio e documentar as medidas correctivas tomadas.
- Confirmar os efeitos do regime terapêutico prescrito para a hipocalcemia ou hipercalcemia - níveis de cálcio sérico e cálcio ionizado dentro dos limites normais.
- Não apresentar sinais e sintomas de hipocalcemia - ausência de sintomas de tetania, sinais vitais dentro dos limites normais.
- Incluir alimentos ricos em cálcio, como os produtos lácteos; suplementos orais de cálcio com vitamina D.
- Documentar o cumprimento da terapia medicamentosa prescrita e do regime médico e dietético.

DESEQUILÍBRIOS DE MAGNÉSIO

Introdução

- O magnésio está distribuído em 50% nos ossos, 49% no fluido intracelular e 1% no fluido extracelular.
- Influencia a atividade neuromuscular, desempenha um papel na contração cardíaca juntamente com outros electrólitos, ativa muitas enzimas e ajuda na utilização de cálcio, potássio e proteínas.
- Valores séricos normais para gestão 1,5-2,5m Eq/L /1,8-3,0mg/dl/ 0,65-1,1mmol/L
- O valor normal de excreção diária na urina é de 120-140 mg
- A necessidade diária de magnésio para adultos é de 300-350mg e para bebés é de 150mg
- As fontes alimentares ricas em cálcio são os vegetais verdes, os cereais integrais, o peixe e os mariscos e os frutos secos.
- A excreção de cálcio é de 60% e 40% através dos rins.

Função do magnésio:

- Mediador importante da transmissão neural no SNC
- Ajuda na contração do músculo cardíaco
- Ativa enzimas úteis no metabolismo dos hidratos de carbono e das proteínas
- Responsável pelo movimento do cálcio e do potássio através da membrana celular
- Ajuda na utilização de proteínas, cálcio e potássio pelo organismo
- Défice de magnésio acompanhado de um défice de potássio e/ou cálcio[47]

Etiologia

- Deficiência electrolítica não diagnosticada mais comum.
- Os doentes com hipomagnesemia permanecem assintomáticos até que o magnésio sérico se aproxime de 1,0 mEq/L.
- Magnum é importante para a absorção de potássio e para manter o potássio celular.
- Os idosos e os doentes com insuficiência renal correm um risco elevado de desenvolver hipermagnesemia.

QUADRO: Etiologia dos desequilíbrios de magnésio[48]

Desequilíbrio	**Característica**	**explicação**
hipomagnesemia	Neuromuscular	O défice de magnésio (Mg) aumenta a excitabilidade neuromuscular. O défice de Mg aumenta a libertação de acetilcolina da membrana pré-sináptica das fibras nervosas.
	Cardíaco	Pode provocar taquicardia, hipertensão, disritmias cardíacas, fibrilhação ventricular.
	Gastrointestinal	A disfunção gastrointestinal pode inibir a absorção de Mg no intestino delgado.

	Hormonal	O magnésio inibe a libertação da hormona paratiroideia (PTH), o que pode causar um défice de cálcio devido à diminuição da PTH.
hipermagnesemia	Neuromuscular	Um excesso de Mg sérico tem um efeito sedativo no sistema neuromuscular, resultando numa perda dos reflexos tendinosos profundos.
	Cardíaco	A hipermagnesemia pode causar hipotensão e bloqueio cardíaco.
	Respiratório	Pode inibir a ação dos músculos intercostais, diminuindo assim a respiração, o que pode resultar em paralisia respiratória.
	Renal	A insuficiência renal pode aumentar o nível de magnésio, uma vez que 40% do magnésio é excretado pelos rins.

Manifestações clínicas

- O desequilíbrio do magnésio afecta a função neuromuscular
- A hipermagnesemia apresenta sinais e sintomas como fraqueza, perda de reflexos profundos e paralisia
- Se a tetania pode ocorrer com hipomagnesemia, a depressão do SNC diminui a atividade neuromuscular, causando uma diminuição do tónus muscular e da respiração.
- São também observadas alterações no ecg.

Gestão clínica

- Para a hipomagnesemia, são aconselhados os legumes verdes, as gramas, as nozes e os frutos
- Sais de magnésio orais ou intravenosos, consoante a gravidade da hipomagnesemia.
- A hipomagnesemia assintomática requer substituição oral, enquanto a hipomagnesemia assintomática requer suplementos de magnésio por via parentérica (IV, IM).
- Em caso de hipermagnesemia, é administrado soro fisiológico ou cálcio por via intravenosa.
- Em casos de insuficiência renal, pode ser necessária diálise[49] .

Medicamentos e efeitos no equilíbrio do magnésio

- A infusão prolongada de soro fisiológico pode causar perda de magnésio e cálcio.
- Diuréticos, antibióticos, laxantes e esteróides promovem a perda de magnésio.
- A ingestão excessiva de sal de magnésio pode causar um excesso de magnésio.
- A toxicidade dos digitálicos ocorre em doentes com hipomagnesemia[50] .

Considerações clínicas

- Os sinais e sintomas da hipomagnesemia são idênticos aos da hipocalemia.
- O uso excessivo de laxantes e antiácidos pode causar hipermagnesemia.
- O défice de magnésio é frequentemente acompanhado de um défice de cálcio e de potássio.
- Os sintomas de tetania são observados em casos de hipomagnesemia grave.
- A infusão rápida de sulfato de magnésio intravenoso pode causar afrontamentos.
- A hipermagnesemia pode ser revertida através da administração de gluconato de cálcio.
- As infusões salinas prolongadas podem resultar em perdas de magnésio e cálcio.
- A toxicidade dos digitálicos pode ocorrer em doentes que consomem digoxina e têm hipomagnesemia.
- As tiazidas e os diuréticos de ansa provocam hipomagnesemia.

Avaliação:

- Obter uma história detalhada para excluir a possível etiologia do défice de magnésio.
- Avaliar a existência de sinais e sintomas relacionados com os respectivos desequilíbrios de magnésio.
- Obter um nível sérico inicial para a comparação após o tratamento.
- Avaliar a nutrição parentérica total, uma vez que pode causar hipomagnesemia.
- Avaliar as alterações do ECG/EKG e comunicar os resultados anormais.
- Ensaio de tolerância ao magnésio (carga)
- Para determinar a presença de um nível anormal de magnésio
- O produto de magnésio é administrado por perfusão durante 4-12 horas, a urina é recolhida desde o início da perfusão até 24 horas
- A excreção normal de magnésio é de 60-80% em 24 horas, sendo anormal quando a excreção de magnésio é inferior a 50%.

Intervenções:

Hipomagnesemia:

- Ingerir alimentos ricos em magnésio e, se o doente estiver a receber nutrição parentérica total, a infusão deve conter magnésio.
- O sulfato de magnésio IV deve ser administrado lentamente para evitar a sensação de calor ou rubor, a menos que se trate de um défice grave.
- O gluconato de cálcio intravenoso está disponível de emergência para reverter a hipermagnesemia.
- É obrigatória a monitorização dos sinais vitais e do ECG.
- Repotenciar se o débito urinário for < 25 ml/h ou 600 ml/dia quando o doente estiver a tomar suplementos de magnésio, uma vez que o excesso é excretado pelos rins.

- Em casos de hipomagnesemia grave, verificar se o sinal de Trousseau ou de Chvostek é positivo, uma vez que também promove a deficiência de cálcio[51] .

Hipermagnesemia:

- monitorizar os sinais vitais, o ECG, o débito urinário e o nível grave de magnésio.
- Um magnésio sérico < 1,0 mEq/L pode causar paragem cardíaca.
- Deve evitar-se a utilização prolongada de anatácidos e laxantes.
- O doente é aconselhado a aumentar a ingestão de líquidos com o objetivo de diluir o nível de magnésio sérico.

Avaliação:

- A causa do desequilíbrio do magnésio foi corrigida e o nível sérico de potássio também se encontra dentro dos valores normais.
- Avaliação do regime de tratamento para correção do desequilíbrio de magnésio.
- Permanecer livre de sinais e sintomas de desequilíbrio atual de magnésio[52] .

DESEQUILÍBRIOS DE FÓSFORO

Introdução:

- 85% do fósforo encontra-se nos ossos e dentes e os restantes 15% no fluido intracelular (ICF).
- Função na atividade neuromuscular, durabilidade de ossos e dentes, na formação de ATP, utilização de vitaminas B, transmissão de características hereditárias, coenzima no metabolismo de aldeídos, proteínas e gorduras e contribuição no equilíbrio ácido-base.
- Os valores normais de fósforo no soro são 1,7-2,6 mEq/L, 2,5-4,5 mg/dl.
- As necessidades diárias são de 800-1200 mg por dia.
- Os cereais integrais, os cereais, o queijo, o leite, os ovos, o feijão seco, a carne de vaca, a carne de porco, o peixe, as aves de capoeira e as bebidas gaseificadas são fontes comuns de fósforo.
- 90% do fósforo é excretado através dos rins e 10% é perdido através das secreções gastrointestinais[69] .

Funções do fósforo:

- Mantém a atividade nervosa e muscular normal.
- Para além de proporcionar resistência e durabilidade, desempenha um papel importante na formação dos dentes e do osso.
- Formação de compostos de alta energia, como o ADP e o ATP.
- É a espinha dorsal dos ácidos nucleicos e armazena energia metabólica.
- Ajuda na formação de enzimas, 2-3 DPG nas hemácias e ajuda no fornecimento de oxigénio.
- Ajuda na transmissão de características e no metabolismo de hidratos de carbono, proteínas e gorduras.

Fisiopatologia

- A hipofosfatemia pode ocorrer dentro de 3-4 dias após uma ingestão inadequada de nutrientes.
- Inicialmente, há uma compensação renal (diminuição da excreção de fosfato), mas a diminuição contínua da concentração provoca uma deslocação do fluido do FEC para as células.
- A PTH promove a excreção renal de fósforo e a reabsorção de cálcio.
- Os antiácidos com alumínio diminuem a hiperfosfatemia e os seus sintomas.
- A hiperfosfatemia provoca hipocalcemia devido ao aumento da excreção de cálcio[53] .

Tabela: Etiologia dos desequilíbrios de fósforo[54]

Desequilíbrio de fósforo	**Etiologia**	**racionalidade**
1. Hipofosfatemia	Alterações alimentares • Malnutrição • Alcoolismo crónico • Nutrição parentérica total (TPN) Anomalias gastrointestinais • Vómitos , anorexia • Diarreia crónica Má oxigenação dos tecidos Influência hormonal • Hiperparatiroidismo Alterações celulares • Cetoacidose diabética • Queimaduras Perturbações ácido-base • Alcalose respiratória e metabólica Influência de drogas • Antiácidos • Diuréticos	A reabsorção de fósforo está diminuída. A insuficiência alimentar e a diurese aumentam. A administração intravenosa contínua de glucose e proteínas transfere rapidamente o fósforo para as células. A perda de fósforo do trato gastrointestinal diminui as reservas celulares de ATP. As carências de vitamina D inibem a absorção de fósforo. Falta de 2,3 DPG (difosfoglicerato) necessário para o fornecimento de oxigénio. Excreção renal de fosfato e reabsorção de cálcio. A glicosúria e a poliúria aumentam a excreção de fosfato. A perda de fluidos do corpo causa um défice de fósforo. Provoca a deslocação do fósforo para o fluido intracelular. O alumínio liga-se ao fósforo. Aumenta a excreção de potássio.
2. hiperfosfatemia	Alterações alimentares • suplemento de fósforo	

	• Suplemento intravenoso <u>Influência hormonal</u> • Hipoparatiroidismo <u>Anomalias renais</u> • Insuficiência renal • Quimioterapia	A cobertura do excesso de fosfatos por via oral ou intravenosa provoca um aumento do nível de fósforo sérico. Como se verifica uma perda de cálcio e um excesso de fósforo.

Gestão clínica

• Doente com nível de fósforo sérico inferior a 1,5 mEq/L ou 2 mg/dl, aconselhamento de sal de fosfato oral e intravenoso (fosfato de sódio ou fosfato de potássio).

• A hipofosfatemia grave (<0,5 mEq/L) necessita de sais de fosfato intravenosos (fosfato de sódio e fosfato de potássio).

• Os doentes com hiperfosfatemia são medicados com insulina e glucose, que transferem o fósforo do ECF para as células[55] .

Consideração clínica:

• O fósforo é necessário para a durabilidade dos ossos e dos dentes, para a formação de ATP, para a formação de 2,3- DPG, para o metabolismo dos hidratos de carbono, das proteínas e das gorduras e para a genética.

• O fósforo e o cálcio necessitam de vitamina D para serem absorvidos pelo intestino.

• A hipofosfatemia aguda, a alcalose metabólica e respiratória provocam a deslocação do fósforo para as células.

• A infusão intravenosa de fosfato de potássio não deve ser superior a 10 mEq/h para evitar flebite e sobrecarga de potássio.

• Os antiácidos que contêm alumisnium ligam-se ao fósforo e diminuem o nível de fósforo sérico.

• Os laxantes que contêm fosfato provocam a perda de cálcio, aumentando assim o nível de fosfato sérico.

Avaliação

• Obter uma história detalhada para conhecer os factores etiológicos subjacentes ao atual desequilíbrio de fósforo.

• Avaliar os sinais vitais e os sintomas associados ao respetivo défice de fósforo.

• Obter um nível inicial de fósforo sérico para comparação após o tratamento.

- Verificar o nível de cálcio, pois a hipercalcemia pode causar hipofosfatemia e vice-versa.
- Verificar o débito urinário e comunicar qualquer achado anormal; um débito urinário inferior a 600 ml/dia aumenta o nível de fósforo sérico.

Intervenções

Hipofosfatemia

- Comunicar resultados anómalos em relação aos níveis de fósforo e de cálcio.
- Monitorizar as reposições de fosfato orais e intravenosas, administrar sais de fosfato intravenosos lentamente para evitar flebite.
- Verificar o local de administração intravenosa, uma vez que o fosfato de potássio é extremamente irritante para o tecido subcutâneo e pode causar necrose e descamação.
- Aconselhar o doente a ingerir alimentos ricos em fósforo e a preferir bebidas gaseificadas.
- Evitar a utilização de antiácidos que contenham alumínio, uma vez que este se liga ao fósforo e provoca uma diminuição do nível de fósforo sérico.

Hiperfosfatemia

- Comunicar alterações anormais dos sinais vitais e dos resultados.
- Monitorizar o nível sérico de cálcio e fósforo.
- O aumento do fosfato provoca hipocalcemia, verificar se existem sinais e sintomas relacionados com tetania.
- Comunicar um débito urinário inadequado, uma função renal deficiente diminui a excreção de fósforo.
- Evitar dietas ricas em fosfatos e bebidas gaseificadas[56] .

Avaliação

- Confirmar que a causa do desequilíbrio de fósforo foi eliminada.
- Avaliar o efeito do tratamento clínico na correção da hipofosfatemia ou hiperfosfatemia; os níveis séricos de fósforo estão dentro dos valores normais.
- Determinar se os sinais e sintomas de desequilíbrio de fósforo estão ausentes; o doente não apresenta anomalias neuromusculares, como fraqueza muscular e sintomas de tetania.
- Documentar o cumprimento da terapêutica medicamentosa prescrita e do regime médico e dietético[68] .

DESEQUILÍBRIOS ELECTROLÍTICOS EM CIRURGIA MAXILOFACIAL

Os desequilíbrios electrolíticos podem induzir uma grande variedade de perturbações clínicas, como arritmias graves e disfunção neuromuscular, e estão associados a um aumento da morbilidade e da mortalidade.

Os desequilíbrios de fluidos e electrólitos são ocorrências comuns na cirurgia oral e maxilofacial. Uma vez que os procedimentos cirúrgicos nesta especialidade envolvem frequentemente a manipulação de tecidos na cavidade oral, pode ocorrer uma perda significativa de sangue, o que leva a deslocações de fluidos e a perturbações nos níveis de electrólitos. Estes desequilíbrios podem ter implicações graves nos resultados dos doentes, tornando imperativo que os cirurgiões orais e maxilofaciais monitorizem e controlem de perto o estado dos fluidos e dos electrólitos durante e após a cirurgia[67] .

Durante a cirurgia oral e maxilofacial, a perda de sangue pode resultar de várias fontes, tais como o local da incisão, lacerações da mucosa ou danos nos vasos sanguíneos. Esta perda de sangue leva a hipovolemia, uma diminuição do volume de sangue circulante, que acciona mecanismos compensatórios no organismo. O sistema nervoso simpático responde estimulando a vasoconstrição, desviando o fluxo sanguíneo para os órgãos vitais e diminuindo o fluxo sanguíneo para os tecidos não essenciais. Como resultado, o fluido é deslocado do espaço intersticial para o compartimento intravascular, na tentativa de restaurar o volume sanguíneo.

Estas mudanças de fluidos podem perturbar o equilíbrio dos electrólitos no corpo. Os electrólitos são substâncias que se dissociam em iões em solução e desempenham papéis cruciais em vários processos fisiológicos. Os principais electrólitos envolvidos no equilíbrio dos fluidos são o sódio, o potássio, o cálcio e o cloreto. Na cirurgia, a perda de sangue pode levar à diminuição dos níveis destes electrólitos devido à diluição e à alteração da distribuição.

O sódio é um eletrólito essencial para regular o equilíbrio de fluidos, a função nervosa e a contração muscular. Em casos de perdas excessivas de líquidos, como vómitos ou diarreia, pode ocorrer hiponatremia. Por outro lado, a sobrecarga de fluidos ou a administração de soluções hipertónicas pode levar à hipernatremia. Estes desequilíbrios electrolíticos podem resultar numa função celular e neuronal anormal, conduzindo a sintomas neurológicos[57] .

O potássio, por outro lado, é essencial para manter a função dos músculos cardíaco e esquelético. A cirurgia pode causar hipocalemia devido ao aumento da excreção de potássio pelos rins e à deslocação intracelular. A hipocalemia pode levar a fraqueza muscular, arritmias cardíacas e até mesmo paralisia. A hipercalemia, embora menos comum durante a cirurgia oral e maxilofacial, pode surgir devido a traumatismo dos tecidos ou a reacções de transfusão sanguínea e pode resultar de forma semelhante em anomalias cardíacas.

O cálcio, um eletrólito essencial para a saúde dos ossos, a contração muscular e a função nervosa, também pode ser afetado durante a cirurgia. A hipocalcemia pode ocorrer devido a disfunção da glândula paratiroide ou a danos durante a cirurgia. Este desequilíbrio eletrolítico pode levar a cãibras musculares, tetania e arritmias cardíacas. Em contrapartida, a hipercalcemia é rara e geralmente associada a distúrbios metabólicos subjacentes[65] .

O cloreto é um eletrólito com carga negativa que, muitas vezes, está em paralelo com os níveis de sódio. Os procedimentos cirúrgicos que envolvem o trato gastrointestinal podem levar a perdas de cloreto devido a vómitos ou à drenagem de feridas. Isso pode resultar em hipocloremia, causando alcalose metabólica, fraqueza muscular e problemas respiratórios.

A gestão dos desequilíbrios de fluidos e electrólitos durante a cirurgia oral e maxilofacial requer uma monitorização meticulosa e intervenções adaptadas. No intra-operatório, os agentes anestésicos e os fluidos intravenosos devem ser cuidadosamente administrados, tendo em conta os níveis basais de electrólitos do doente e as perdas de sangue esperadas. A monitorização rigorosa do débito urinário, dos sinais vitais e dos valores laboratoriais é crucial[66] .

No pós-operatório, os doentes devem ser observados atentamente para detetar sinais de sobrecarga de fluidos ou desidratação. É necessária uma avaliação regular dos níveis de electrólitos, em particular do sódio e do potássio, para identificar e corrigir rapidamente os desequilíbrios. Podem ser incorporados no plano de tratamento fluidos intravenosos, suplementos de electrólitos e diuréticos, dependendo das necessidades específicas do doente[58]

.

Em conclusão, os desequilíbrios de fluidos e electrólitos são preocupações significativas na cirurgia oral e maxilofacial devido ao potencial de perda de sangue e manipulação de tecidos. Os cirurgiões devem estar vigilantes na monitorização do estado dos fluidos e dos níveis de electrólitos dos doentes para garantir resultados óptimos. Uma compreensão abrangente destes desequilíbrios e estratégias de gestão adequadas são cruciais para a prestação de cuidados seguros e eficazes nesta área especializada.

Estimativa da perda de sangue durante os procedimentos cirúrgicos orais e maxilofaciais

Os procedimentos de cirurgia oral e maxilofacial podem variar desde simples extracções a cirurgias reconstrutivas complexas. A quantidade de perda de sangue estimada pode variar consoante o procedimento específico e os factores do doente. Seguem-se alguns exemplos de diferentes cirurgias orais e maxilofaciais e a respectiva perda de sangue estimada:

1. Extração de um dente simples: Uma extração simples de um único dente envolve geralmente uma perda mínima de sangue, que varia tipicamente entre alguns mililitros e uma colher de chá. Este procedimento é normalmente efectuado em consultórios dentários sob anestesia local.

2. Extração de dentes complexos: Algumas extracções de dentes podem exigir passos adicionais, como a secção do dente ou a remoção do osso. Estes procedimentos podem envolver uma perda de sangue ligeiramente superior, variando entre algumas colheres de chá e uma colher de sopa. A anestesia local ou sedação é frequentemente utilizada para conforto do doente[59] .

3. Cirurgia ortognática: A cirurgia ortognática envolve o reposicionamento dos maxilares para corrigir discrepâncias esqueléticas, como uma mordida inferior ou superior. Este tipo de cirurgia pode ser mais extenso e pode resultar numa perda moderada de sangue, que pode variar entre algumas colheres de sopa e meia chávena. Normalmente, é administrada anestesia geral para estes procedimentos.

4. Reconstrução de traumatismos faciais: Quando um doente sofre fracturas faciais ou outras lesões traumáticas, pode ser necessária uma cirurgia reconstrutiva para restabelecer o aspeto e a função normais. A perda de sangue estimada para as cirurgias de traumatismo facial pode variar significativamente consoante a extensão e a complexidade das lesões. Em alguns casos, a perda de sangue pode ser substancial, podendo atingir várias chávenas ou mais. A anestesia geral é normalmente utilizada para estes procedimentos[64] .

5. Colocação de implantes nos maxilares: Para os pacientes que procuram um aumento ou reconstrução do maxilar, pode ser efectuada uma cirurgia de colocação de implantes. Este procedimento envolve a criação de espaço no osso maxilar para acomodar o implante. A perda de sangue estimada para a colocação de implantes na mandíbula é geralmente baixa a moderada, variando de algumas colheres de chá a algumas colheres de sopa. É habitualmente utilizada anestesia local ou sedação consciente.

6. Cirurgia da articulação temporomandibular (ATM): A cirurgia da ATM tem como objetivo tratar os distúrbios da articulação temporomandibular, que podem causar dor e disfunção do

maxilar. Embora a perda de sangue seja normalmente mínima na maioria das cirurgias da ATM, os procedimentos mais complexos, como a reconstrução ou substituição da articulação, podem envolver uma perda moderada de sangue, que pode variar entre algumas colheres de chá e algumas colheres de sopa. As opções de anestesia podem variar consoante o procedimento específico e as necessidades do doente[60] .

É importante notar que a perda de sangue estimada pode variar dependendo de vários factores, incluindo a saúde geral do doente, a técnica cirúrgica e quaisquer condições médicas pré-existentes. Os cirurgiões devem tomar sempre medidas adequadas para minimizar a perda de sangue e garantir a segurança do doente durante os procedimentos de cirurgia oral e maxilofacial. Uma vez que o sangue contém a maioria dos fluidos e electrólitos importantes, a sua perda significativa pode provocar uma alteração dos fluidos e pode causar uma deficiência de electrólitos. Estas perdas podem resultar numa má cicatrização das feridas, num edema que não se resolve e torna o doente propenso a infecções secundárias.

Intervenções de Enfermagem e Cirúrgicas

A enfermagem tem estado sempre na vanguarda dos cuidados aos doentes, sendo os enfermeiros os principais prestadores de cuidados que monitorizam de perto os sinais vitais dos doentes, gerem os medicamentos e asseguram o seu bem-estar. No que diz respeito aos desequilíbrios de fluidos e electrólitos, os enfermeiros assumem um papel ainda mais crítico, avaliando o estado do doente, fornecendo intervenções imediatas e monitorizando a sua resposta ao tratamento.

Uma das principais intervenções de enfermagem para os desequilíbrios de fluidos e electrólitos é a gestão de fluidos. Os enfermeiros são responsáveis por avaliar a ingestão e o débito de fluidos do doente, avaliar os valores laboratoriais e assegurar uma hidratação adequada.

Administram fluidos intravenosos de acordo com as ordens do médico ou dos cirurgiões para repor os défices de fluidos ou manter níveis óptimos de hidratação. Os enfermeiros que calculam meticulosamente o equilíbrio de fluidos ajudam a evitar a desidratação ou a sobre-hidratação, que podem pôr em perigo a saúde do doente.

Os enfermeiros desempenham um papel fundamental na monitorização dos níveis de electrólitos. Acompanham de perto os resultados laboratoriais e colaboram com a equipa de cuidados de saúde para identificar eventuais desequilíbrios. Se for detectado um desequilíbrio eletrolítico, os enfermeiros administram os medicamentos adequados ou soluções intravenosas para repor os níveis normais de electrólitos. Por exemplo, em casos de hipocalemia, os enfermeiros podem administrar cloreto de potássio para restabelecer os níveis de potássio, evitando complicações cardíacas relacionadas com o baixo nível de potássio[61] .

Em casos complexos em que os desequilíbrios de fluidos e electrólitos são graves ou não respondem a medidas conservadoras, pode ser necessária uma intervenção cirúrgica. Os cirurgiões com conhecimentos especializados e experiência na gestão de fluidos e electrólitos podem ser chamados a realizar procedimentos para tratar a causa subjacente do desequilíbrio. Por exemplo, em doentes com doença renal crónica, as intervenções cirúrgicas, como a diálise, podem ajudar a remover o excesso de líquidos e a manter o equilíbrio eletrolítico. Os cirurgiões também podem realizar procedimentos para corrigir desequilíbrios hormonais que afectam a regulação dos fluidos e dos electrólitos, como a remoção de tumores ou a resolução de disfunções da tiroide.

Conclusão

Em conclusão, os desequilíbrios de fluidos e electrólitos são uma preocupação significativa na cirurgia oral e maxilofacial. Estes desequilíbrios podem levar a uma série de complicações, que vão desde um pequeno desconforto a situações de risco de vida. É imperativo que os cirurgiões orais e maxilofaciais monitorizem e controlem de perto os níveis de fluidos e electrólitos nos seus doentes para garantir resultados cirúrgicos óptimos e minimizar o risco de complicações pós-operatórias.

A gestão adequada dos fluidos é essencial na cirurgia oral e maxilofacial, uma vez que a desidratação e a sobre-hidratação podem ter efeitos prejudiciais no organismo. Os doentes submetidos a cirurgia correm um risco acrescido de desidratação devido aos requisitos de jejum e à potencial perda de sangue durante o procedimento. É crucial que os cirurgiões monitorizem de perto o estado de fluidos do doente e administrem fluidos intravenosos conforme necessário para manter uma hidratação adequada.

Os desequilíbrios electrolíticos, como as perturbações nos níveis de sódio, potássio e cálcio, também podem ter um impacto profundo nos resultados cirúrgicos. Esses desequilíbrios podem levar à fraqueza muscular, arritmias cardíacas e disfunção neurológica, o que pode complicar significativamente o processo de recuperação pós-operatória. Os cirurgiões devem estar atentos à monitorização dos níveis de electrólitos e à correção imediata de quaisquer desequilíbrios para evitar estas complicações[62] .

Para além do procedimento cirúrgico em si, outros factores como as condições médicas pré-existentes, a utilização de medicamentos e o estado de saúde geral do doente podem influenciar o equilíbrio de fluidos e electrólitos. É essencial que os cirurgiões efectuem uma avaliação pré-operatória minuciosa e colaborem com outros prestadores de cuidados de saúde para garantir que quaisquer problemas subjacentes que possam ter impacto no equilíbrio de fluidos e electrólitos são tratados de forma eficaz.

Além disso, a educação dos doentes desempenha um papel crucial na gestão dos desequilíbrios de fluidos e electrólitos. Os doentes devem ser informados sobre a importância de manter uma hidratação adequada e sobre os sinais e sintomas de desequilíbrios electrolíticos. Fornecer aos doentes instruções claras sobre a ingestão de fluidos no pós-operatório e a importância de aderir a estas directrizes pode ajudar a evitar a ocorrência de desequilíbrios.

As intervenções de enfermagem e cirúrgicas desempenham um papel vital na gestão dos desequilíbrios de fluidos e electrólitos. Os enfermeiros estão na linha da frente dos cuidados ao doente, avaliando regularmente a existência de desequilíbrios, fornecendo intervenções atempadas e monitorizando a resposta do doente ao tratamento. Gerem a ingestão e o débito de fluidos e administram medicamentos ou fluidos intravenosos para restabelecer o equilíbrio ideal. Em casos mais complexos, pode ser necessária uma intervenção cirúrgica por cirurgiões especializados para tratar a causa subjacente. Em conjunto, as intervenções de enfermagem e cirúrgicas garantem resultados óptimos para o doente e o seu bem-estar geral[63] .

Os cirurgiões orais e maxilofaciais devem dar prioridade à gestão dos desequilíbrios de fluidos e electrólitos para garantir a segurança e o bem-estar dos seus doentes. A monitorização rigorosa, a intervenção pró-ativa e a educação dos doentes são componentes essenciais de uma abordagem abrangente para resolver estes problemas. Ao implementar estas estratégias, os cirurgiões podem reduzir o risco de complicações e promover resultados óptimos para os seus pacientes submetidos a cirurgia oral e maxilofacial.

Referências

1. Programa de cuidados de saúde eficazes https://effectivehealthcare.ahrq.gov/health-topics/fluid-and-electrolyte-balance

2. Equilíbrio de fluidos e electrólitos: MedlinePlus https://medlineplus.gov/fluidandelectrolytebalance.html

3. Electrólitos https://www.ncbi.nlm.nih.gov/books/NBK541123/ https://study.com/learn/lesson/fluid-electrolyte-balance-importance.html

4. Anatomia e Fisiologia II https://courses.lumenlearning.com/suny-ap2/chapter/electrolyte-balance-no-content/

5. Visão geral das anomalias electrolíticas pós-operatórias - UpToDate https://www.uptodate.com/contents/overview-of-postoperative-electrolyte-abnormalities

6. Gestão de fluidos e electrólitos do doente cirúrgico | Schwartz's Principles of Surgery, 10e | AccessMedicine https://accessmedicine.mhmedical.com/content.aspx?bookid=980§ionid=59610844

7. Gestão de fluidos e electrólitos no doente cirúrgico - PubMed https://pubmed.ncbi.nlm.nih.gov/22414407/

8. Visão geral das anomalias electrolíticas pós-operatórias - MediLib https://medilib.ir/uptodate/show/106524

9. Sobrecarga de fluidos e electrólitos em doentes críticos: Uma visão geral - PMC - NCBI https://www.ncbi.nlm.nih.gov/pmc/articles/PMC4411563/

10.15.2 Conceitos básicos de fluidos e electrólitos https://wtcs.pressbooks.pub/nursingfundamentals/chapter/15-2-basic-fluid-and-electrolyte-concepts/

11.Desequilíbrio eletrolítico: Tipos, sintomas, causas e tratamento https://my.clevelandclinic.org/health/symptoms/24019-electrolyte-imbalance

12.O que precisa de saber sobre os distúrbios electrolíticos https://www.healthline.com/health/electrolyte-disorders

13.Capítulo 15 Fluidos e electrólitos https://www.ncbi.nlm.nih.gov/books/NBK591820/

14.UpToDate https://www.uptodate.com/contents/overview-of-postoperative-electrolyte-abnormalities

15.Preocupações com fluidos e electrólitos em procedimentos cirúrgicos intestinais - PubMed https://pubmed.ncbi.nlm.nih.gov/3317289/

16.Equilíbrio perioperatório de electrólitos e fluidos https://academic.oup.com/bjaed/article/5/5/157/283230

17.Distúrbios de fluidos e electrólitos no doente cirúrgico https://link.springer.com/chapter/10.1007/978-1-4613-0689-4_16

18.Distúrbios de fluidos e electrólitos em doentes em estado crítico https://www.ncbi.nlm.nih.gov/pmc/articles/PMC3043756/

19.Características gerais dos doentes com desequilíbrio eletrolítico admitidos no serviço de urgência - PMC - NCBI https://www.ncbi.nlm.nih.gov/pmc/articles/PMC4129840/

20.Características gerais dos doentes com desequilíbrio eletrolítico admitidos no serviço de urgência - PubMed https://pubmed.ncbi.nlm.nih.gov/25215103/
21.Desequilíbrio eletrolítico: Tipos, sintomas, causas e tratamento - Cleveland Clinic https://my.clevelandclinic.org/health/symptoms/24019-electrolyte-imbalance
22.Distúrbios de fluidos e electrólitos - Saúde da Universidade de Michigan https://www.uofmhealth.org/conditions-treatments/kidney/fluid-and-electrolyte-disorders
23.Equilíbrio perioperatório de electrólitos e fluidos https://academic.oup.com/bjaed/article/5/5/157/283230
24.Preocupações com fluidos e electrólitos em procedimentos cirúrgicos intestinais - ScienceDirect.com https://www.sciencedirect.com/science/article/pii/S0029646522013408
25.Preocupações com fluidos e electrólitos em procedimentos cirúrgicos intestinais - PubMed https://pubmed.ncbi.nlm.nih.gov/3317289/
26.[Análise clínica do desequilíbrio eletrolítico perioperatório em 999 doentes submetidos a cirurgia gastrointestinal] - PubMed https://pubmed.ncbi.nlm.nih.gov/30588597/
27.Características gerais dos doentes com desequilíbrio eletrolítico admitidos no serviço de urgência - PMC - NCBI https://www.ncbi.nlm.nih.gov/pmc/articles/PMC4129840/
28.Sinais de desequilíbrio eletrolítico - Piedmont Healthcare https://www.piedmont.org/living-real-change/signs-you-have-an-electrolyte-imbalance
29.Desequilíbrio eletrolítico: Tipos, sintomas, causas e mais - Healthline https://www.healthline.com/health/electrolyte-disorders
30.Desequilíbrio eletrolítico: Sintomas, causas e tratamento - Medical News Today https://www.medicalnewstoday.com/articles/electrolyte-imbalance
31.Desequilíbrios electrolíticos: O que é, causas, apresentação e mais | Osmose https://www.osmosis.org/answers/electrolyte-imbalances
32.Distúrbios de Deficiência Electrolítica - UPMC https://www.upmc.com/services/kidney-disease/conditions/electrolyte-disorder
33.Distúrbios electrolíticos e ácido-base em doentes com cancro e o seu impacto nos resultados clínicos: evidências de um estudo do mundo real na China - PMC - NCBI https://www.ncbi.nlm.nih.gov/pmc/articles/PMC7067195/
34.Equilíbrio de fluidos pós-operatório em pacientes submetidos a cirurgia de cabeça e pescoço - PubMed https://pubmed.ncbi.nlm.nih.gov/18617298/
35.Como o equilíbrio de fluidos perioperatório influencia os resultados pós-operatórios - PubMed https://pubmed.ncbi.nlm.nih.gov/17080695/
36.Distúrbios electrolíticos e ácido-base em doentes com cancro e o seu impacto nos resultados clínicos: evidências de um estudo do mundo real na China - PMC - NCBI https://www.ncbi.nlm.nih.gov/pmc/articles/PMC7067195/
37.Fluidos e electrólitos no idoso - JAMA Network https://jamanetwork.com/journals/jamasurgery/fullarticle/395625

38.Teste eletrolítico https://www.nhs.uk/conditions/electrolyte-test/
39.Electrólitos: Tipos, objetivo e níveis normais https://my.clevelandclinic.org/health/diagnostics/21790-electrolytes
40.Diagnóstico de distúrbios de fluidos e electrólitos em crianças https://nyulangone.org/conditions/fluid-electrolyte-disorders-in-children/diagnosis
41.Desequilíbrio eletrolítico: Tipos, sintomas, causas e tratamento - Cleveland Clinic https://my.clevelandclinic.org/health/symptoms/24019-electrolyte-imbalance
42.Painel de electrólitos: Detalhes do objetivo e do procedimento https://my.clevelandclinic.org/health/diagnostics/22358-electrolyte-panel
43.Painel de electrólitos: MedlinePlus Medical Test https://medlineplus.gov/lab-tests/electrolyte-panel/
44.Electrólitos: Tipos, objetivo e níveis normais https://my.clevelandclinic.org/health/diagnostics/21790-electrolytes
45.Diagnóstico de distúrbios de fluidos e electrólitos em crianças https://nyulangone.org/conditions/fluid-electrolyte-disorders-in-children/diagnosis
46.Desequilíbrio eletrolítico: Sintomas, causas e tratamento - Medical News Today https://www.medicalnewstoday.com/articles/electrolyte-imbalance
47.Desequilíbrio eletrolítico: Tipos, sintomas, causas e tratamento - Cleveland Clinic https://my.clevelandclinic.org/health/symptoms/24019-electrolyte-imbalance
48.Gestão de fluidos intra-operatórios - UpToDate https://www.uptodate.com/contents/intraoperative-fluid-management
49.terapia no ambiente perioperatório - uma revisão clínica - PMC - NCBI https://www.ncbi.nlm.nih.gov/pmc/articles/PMC4833950/
50.Conceitos actuais de gestão de fluidos em vias de recuperação melhorada - ScienceDirect.com https://www.sciencedirect.com/science/article/pii/S0007091217539768
51.Gestão de fluidos perioperatórios na via de recuperação melhorada após a cirurgia (ERAS) - PMC - NCBI https://www.ncbi.nlm.nih.gov/pmc/articles/PMC6395091/
52.Fluidoterapia perioperatória para cirurgia de grande porte | Anestesiologia - Publicações ASA https://pubs.asahq.org/anesthesiology/article/130/5/825/18881/Perioperative-Fluid-Therapy-for-Major-Surgery
53.Equilíbrio de fluidos pós-operatório em pacientes submetidos a cirurgia de cabeça e pescoço - PubMed https://pubmed.ncbi.nlm.nih.gov/18617298/
54.Gestão de fluidos perioperatórios na via de recuperação melhorada após a cirurgia (ERAS) - PMC - NCBI https://www.ncbi.nlm.nih.gov/pmc/articles/PMC6395091/
55.Como o equilíbrio de fluidos perioperatório influencia os resultados pós-operatórios - PubMed https://pubmed.ncbi.nlm.nih.gov/17080695/
56.Fluidoterapia no contexto perioperatório - uma revisão clínica - PMC - NCBI https://www.ncbi.nlm.nih.gov/pmc/articles/PMC4833950/

57.Visão geral das anomalias electrolíticas pós-operatórias - MediLib https://medilib.ir/uptodate/show/106524
58.Fluidos e electrólitos em cirurgia maxilofacial https://www.slideshare.net/VarunMittal2/fluids-and-electrolytes-in-maxillofacial-surgery
59.IP International Journal of Maxillofacial Imaging 2020;6(3):65-70 https://www.ijmi.in/journal-article-file/12363
60.Cuidados pós-operatórios do paciente de cirurgia maxilofacial https://www.ncbi.nlm.nih.gov/pmc/articles/PMC7882239/
61.equilíbrio de fluidos e electrólitos https://www.slideshare.net/SheetalKapse/fluid-amp-electrolyte-balance-151715208
62.2023 JETIR maio de 2023, Volume 10, Número 5 www.jetir.org (ISSN - 2349 - 5162) https://www.jetir.org/papers/JETIR2305D03.pdf
63.(1999). Respostas electrónicas. Hyponatraemia after orthopaedic surgery. *eBMJ* **318**: (www.bmj.com/cgi/content/full/318/7195/1363#responses).
64.Clark RG (1977). Parte II: Metabolismo da água e do sódio após o trauma. Folia traumatologica Geigy: Metabolic Responses to Trauma. H. B. Stoner, R. G. Clark, K. N. Frayn e A. Fleck. Basileia, CIBA-Geigy: 5-8.
65.Dick M, Dasta JF, Choban PS, R. S e Flancbaum L (1994). Concentrações séricas de aldosterona e débito urinário em doentes oligúricos de cuidados intensivos que recebem doses baixas de dopamina. *Ann Pharmacother* **28**: 837-84.
66.Kaye AD e Grogono AW (2000). Fisiologia dos fluidos e electrólitos. Anestesia. R. D. Miller, R. F. Cucchiara, E. D. Miller, Jr.et al. Philadelphia, Churchill Livingstone. **1:** 1586-1612.
67.Keys A, Brozek J, Henschel A, Mickelsen O e Taylor HF (1950). The Biology of Human Starvation (A Biologia da Fome Humana). Minneapolis, University of Minnesota Press.
68.Sitges-Serra A (1999). Sexto Prémio de Saúde John M. Kinney-Baxter para Nutrição Parentérica. Restrição de água e sódio durante a NPT pré-operatória em pacientes gravemente desnutridos: a história [ver comentários]. *Nutrição* **15**: 431-436.
69.Sitges-Serra A e Franch-Arcas G (1998). Problemas de fluidos e sódio na alimentação perioperatória: que estudos adicionais precisam de ser efectuados? *Curr Opin Clin Nutr Metab Care* **1**: 9-14.
70.Clinics of North America vol 18, No 8,Feb 01
71.Bailey e Loves breve cirurgia de prática.
72.Fluidos e electrólitos em doentes cirúrgicos por- Carlos Pestana.
73.Trauma ER e gestão cirúrgica - William C Wilson.

74.Zarychanski R, Abou-Setta AM, Turgeon AF, et al. Association of hydroxyethyl starch administration with mortality and acute kidney injury in critically ill patients requiring volume resuscitation: a systematic review and metaanalysis. JAMA. 2013;309(7):678.

75.Schortgen F, Lacherade JC, Bruneel F, et al. Effects of hydroxyethylstarch and gelatin on renal function in severe sepsis: a multicenter randomized study. Lancet. 2001;357:911.

76.Navickis RJ, Haynes GR, Wilkes MM. Effect of hydroxyethyl starch on bleeding after cardiopulmonary bypass: a metaanalysis of randomized trilals. J Thorac Cardiovasc Surg. 2012;144(4):223.

77.Mark J. Steinberg, DDS, MD, Oral Maxillofacial Surg Clin N Am 18 (2006) 35 -37.

78.Leslie R. Halpern, DDS, MD, Oral Maxillofacial Surg Clin N Am 18 (2006) 19 -34.

79.PEE VEE; fundamentals of nursing, segunda edição, publicada por Jaypee Brothers medical publishers (P) limited, Nova Deli.

80.Lotus publishers: a textbook of nursing foundation edition: editado por Celestina Francis e Kritika Misra P .NO. 342-352.

81.Webpage www.wikipedia.com o tópico dos cuidados de enfermagem com os doentes com desequilíbrios de fluidos e electrólitos por Kiran Sadhu.

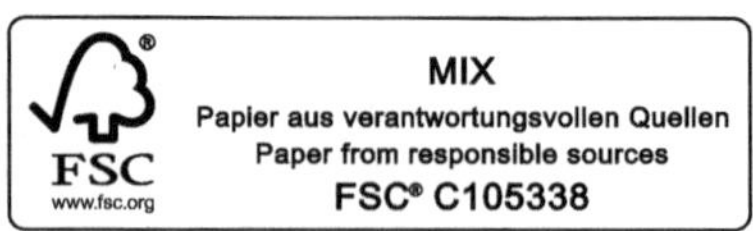

Printed by Books on Demand GmbH, Norderstedt / Germany